末期《まつご》を超えて

川口有美子

ALSとすべての難病にかかわる人たちへ

青土社

末期《まつご》を超えて　ＡＬＳとすべての難病にかかわる人たちへ　目次

末期《まつご》を超えて　ＡＬＳとすべての難病にかかわる人たちへ

はじめに

　難病を患っても何とかなる。自分らしく生きていける。とは言っても、その方法を発病前から知っていたという人は極めて少ない。遺伝性疾患を除けば、ほとんどの人にとって難病とは、見たことも聞いたこともない未知の病の総称である。

　例えば、神経筋疾患のＡＬＳ（筋萎縮性側索硬化症）は、全身が徐々に麻痺していき、数年のうちには呼吸まで止まる。気管切開して呼吸器をつければ長く生きられるが、寝たきりなどイヤ、長生きは家族の重荷になるということで、呼吸器をつけず亡くなる者は全体の七割にもなる。いったい、このような病気を抱えてどうやったら暮らしていけるのか。先が見えないから絶望してしまうのである。

　しかし、もし自宅で療養でき、しかも公費で献身的な介護を受けられるので、家族にさほどの負担はかけないということであればどうだろう。患者の中には海外旅行しながら仕事を続けている者、市町村議会に立候補した者、出産し子育て中の者、マンションで単身独居する者もいる。ＡＬＳを発症しても何とかなる。しかも自分らしく生きられる、ということを知れば恐怖は半減し、闘病する勇気が湧いてくるかもしれない。

でも、そのようなノウハウは世間一般には知られていない。病院のソーシャルワーカーも退院後は支援しないのが普通であるし、好事例になりそうな患者がいても、例外か守秘義務があるということで、気軽には紹介できないことになっている。でも患者にはお手本は必要だ。真似のできそうな同病者は必ずどこかにいるはずだから。

本書は難病をテーマにしたインタビュー・対談集であり、未来の希望につながる内容である（いくつかは『現代思想』誌上に掲載していただいたものの再録）。

ざっと本書の構成を説明しておくと、大きく分けて三部構成ということになろう。

最初の大きな話としては、自立（自立支援）がテーマである。

第1章から第3章にかけて、ＡＬＳ患者二人と新聞記者が年代順に登場する。

最初に登場する長岡紘司《ながおかこうじ》は人工呼吸器をつけて自宅に戻るという偉業を成し遂げた七〇年代発症の患者で、介護のノウハウも制度もない中、家族ともども手探りで在宅人工呼吸療法を始めて二八年を生きた（第1章）。次に九〇年代に気管切開、人工呼吸器装着となった橋本《はしもと》みさおが登場するが、橋本は長岡をはじめとする先人の体験に加えて、障害者団体や大学の研究機関にも付き合いを広げ支援者を集めて「できること」を拡大し、呼吸器ユーザーの可能性を飛躍的に向上させた（第2章）。そして、そのような橋本の生き方を知った京都新聞の記者、岡本晃明《おかもとてるあき》は不慮の死を遂げた男性患者のリベンジという動機もあって、橋本をロールモデル（手本）とした「さくらモデル」（第2章、第3章、第5章）を京都に紹介し、それが元で京都市内でＡＬＳ単身独居者、甲谷匡賛《こうたにまさあき》の支援が始まりほかの患者にも自薦ヘルパーの利用が広まっていった（第3章）。

この一連の話の流れで、難病患者にとって有用な情報は、患者から患者へ連綿と渡されていくうちに、その質量は増しブラッシュアップされていく様がわかる。たとえ難病を発症しても豊かな人生を生きていく術があることと、支援者が果たすべき役割について、ここで知ることができる。

次のひとまとまりの話（第4章から第6章）では、難病概念と難病医療がテーマになる。原因不明で画期的治療薬もなく、治せないから難病と言うのであるが、健康とは何かを問い直すことから、元気な療養生活が始まるらしい。

難病患者でありながらベストセラー作家であり、しかも大学院生として多忙な日々を送る大野《おおの》更紗《さらさ》との対談「生きのびるための、女子会」（第4章）と、特定疾患のＱＯＬ（生活の質）に関する研究に長年専念してきた新潟病院副院長の中島《なかじま》孝《たかし》へのインタビュー「ＱＯＬと緩和ケアの奪還」（第5章）は、ＱＯＬや人間の尊厳について考えるきっかけになるだろう。

大野とはこれまで幾度もさまざまな場所と媒体で対談をしている。発症前の大野は難民を支援する側にいて、ミャンマーでフィールドワークをしていた最中に原因不明の高熱に悩まされて発症。自らも「困ってるひと」となってからは難病のフィールドワーカーとして絶賛生存中（彼女流に言うと）である。三〇代になったばかりの大野の活躍を私は期待と祈りを込めて見つめているのだが、大野は私のことを「冥王星人」と呼び、「ユミコカワグチ」と片仮名で記す。たぶん呼吸器をつけている人のそばにいる私も「うちゅうじん」（未知なる生物）ということなのかもしれない。文末に（笑）マークを付けたいところだが、ＡＬＳの現実は真に過酷である。

主治医の神経内科医から「人工呼吸器はつけない」と（半ば強制的に）あらかじめ一筆書き置くことが推奨されるようなこともあり、苦痛を緩和するという理由で早期からオピオイド等の薬物投与が始まり、緩慢に死に誘われてしまった人もいる（安楽死と紙一重であろう）。そんな過激な事前指示書の作成や誤った緩和ケアが各地で広がっていくことに強い危機感を覚え、当時厚労省の難病ＱＯＬ研究班班長であった中島孝との緊急対談企画を『現代思想』の栗原一樹編集者（現編集長）に持ち込んだのは二〇〇八年のことだった。

現在（二〇一四年一二月）の中島は山海《さんかい》嘉之《よしゆき》率いるサイバーダイン株式会社が開発したHAL®（Hybrid Assistive Limb®、身体機能を改善・補助・拡張することができる、世界初のサイボーグ型ロボット）を難病治療に応用する研究班を組織して成果を挙げている。たぶん治療薬が開発されるまでは、サイバニクスが難病患者に多くの希望を与えることだろう。現政権がもっとも力を入れている研究分野のひとつである（注：サイバニクスとは山海が提唱している新しい学問領域で、「人」と「機械（ＲＴ：ロボット技術）」と「情報系（ＩＴ：情報技術）」の機能的・有機的・社会的融合複合技術の確立を強力に推進し、サイバネティクス、メカトロニクス、情報技術を中核として、ＩＴ技術、ロボット工学、脳・神経科学、生理学、行動科学、心理学、法学、倫理学、感性学を融合複合した新しい研究領域を指す）。

もとより神経疾患の人は必要に応じて胃ろうも人工呼吸器も身体に埋め込んできた。延命治療としばしば混同されてしまうこれらの治療もサイバニクスに似たものと言えるのではないか。胃ろうや呼吸器をつけてメキメキ回復する患者をたくさん見てきたので、人間は優位に機械とつながって生きていけることに疑いはない。一指も動かさず、ただイメージするだけで同時にパソコン画面に文字を打ち出す技術などは、まるで魔法かＳＦ映画を見ているようである。

考えようによれば、装着した機械を自在に使いこなせれば、治癒しなくても生きていけるのだから、人類は本格的に機械を身体に取り込む方向に進むと考えてもおかしくない。現に神経疾患の人工呼吸器の選択は、生存本能に従えば当然の流れともいえるのである。だがここでの最大の難問は、機械と一体化したハイブリッドな人間（患者）とフツウの人間社会との関係である。たとえどんなに有能な機械を取りつけたとしても、生活が成り立たなければ機械は取りはずされることになる（装着している人も死ぬ）。残念ながらこれは世界的に「治療停止」という名目で行われていて、特にＡＬＳなどでは本人の同意で取りはずせる（自死できる）という大ざっぱな医療倫理がまかり通る（ただし日本では〝とりあえず〟違法）。このような事態が生じる医療現場では、身体につけた機械の調整は行われても、機械をつけた身体の心や生活上の問題については、ほとんど考えてもみなかったのだが、これからの医療は患者の評価を取り入れていくということなので、ハイブリッドな人間たちが市民権を得る日もそう遠くはないことと思われる。

話を戻すついでに時代も巻き戻すと、「難病ケアの系譜」（第６章）で話をうかがっている川村佐和子《かわむらさわこ》は難病の看護学を率いてきた研究者ではあるものの、アクティビストとしての経歴も持つ。難病対策はスモンの原因究明から始まったが、このインタビューでは若かりし頃の川村をはじめ、医師らの奮闘がドラマチックに語られている。

対談を申し入れるまでもなく、川村からはこれまでも研究のことから非営利活動のことまで、多くのアドバイスをいただいてきた。例えば厚労省に難病患者の要望を伝えるためには研究して根拠を示すことが重要であるとか、当事者が望むサービスを全国に広めるためには制度化しなければならず、公的機関である保健所保健師を動かすことが重要であるといったことだ。二〇〇二年頃からヘルパーに吸引等の医療的なケアを求める難病患者の運動が過熱し、法制化には約一〇年かかった。その間、患者会と職能団体が対立する場面もあったが、当時ALS協会会長であった橋本は川村を頼りにして、何度か練馬のマンションに招いて相談したりした。

最後は医療や介護からは離れた話になり、私の憂鬱の種でもある非営利組織の経営と社会的アクションの在り方について佐《さ》渡《ど》島《しま》庸《よう》平《へい》の意見を聞いた（第7章）。佐渡島は講談社の編集者を経てクリエーターを支援する株式会社コルクを設立、ヒット漫画を次々に誕生させてきたが、出会いは二〇一三年SYNODOSでの対談であった。漫画『宇宙兄弟』の主要人物、シャロンがALSを発症したことを知り、私から対談を申し込んだのであった。シャロンを死なせないで！という患者家族の願いを佐渡島に伝えたところ、『宇宙兄弟』原作者で漫画家の小山宙哉とALS当事者の橋本・岡部の座談会が実現した。しばらくすると二人そっくりのALSキャラクターが週刊『モーニング』の連載に登場し、いつもの調子でシャロンを励ましているではないか。以来『宇宙兄弟』から目が離せない。

欧米の患者会はファンドレイジングを第一の仕事として、病気の啓発事業をプロモートするなど、患者会も企業化していく時代である。難病業界にもグローバリズムの波が押し寄せている。日本も後れを取らないよう、患者会も事業部門の設置など再組織化していかなければならない。佐渡島は「正しさ」を主張するだけではダメで、ビジネスセンスが必要という。非営利組織の舵取りに「業界を元気にするのが仕事」と言う佐渡島のアドバイスは厳しくも頼もしい。しかし、ほとんどの患者会運営は古来から当事者やボランティアの手弁当だ。寄付は集めるが積極的ではない。むしろ丁寧で心の籠った戸別訪問や、患者のニーズを捉えた政策提言は当事者だからこそできる活動という自負がある。ビジネスセンスを求められるファンドレイジングとの両立ははっきり言って難しい。さてどうしたものか。

来年二〇一五年一月の日本の難病新法施行に合わせて、患者も患者会も自立を目指し、支援の輪を一般市民に広げていきたい。日本の難病患者にとっては、新しくも厳しい時代が訪れようとしているが、本書は難病の関係者ではない人にもお勧めする。難病を発症する前から知っていて欲しい、極めて重要なことをこの本は網羅している。大野更紗との話を除くほとんどはALSの内容であるから、対談の傾向が一疾患に偏っていると言えばそれはそうだが、身体障害が重度なために身の回りのことが自分だけではできなくなり、働けなくなり、家族の介護負担が重く、コミュニケーション障害も重症で、いわゆる世間的な意味合いでの「自立」がかなり厳しくなってしまう病気には、ここに書かれているのと同じ考え方と同じ制度が使える。また、就労や教育などの分野において悩みを抱える難病患者や、自分でなくても身近に難病の人がいて、何とか助けたいと思っている人にもきっと役立つだろう。もっともここには「都市部」の「優等生」ばかりが登場しているから、条件が厳しい過疎地や離島、老々介護、ALS以外の希少疾患には参考にならないという声も聞こえてきそうだ。確かに現実には厳しいバリエーションがあり、一人が達成したからといって誰もが真似できるものではないが、まずはできる人が前例となって可能性を示すことが大事なのである。そうすれば、それを下敷きにして、より厳しい条件下でのロールモデルをつくっていける。そして、何事においても共通するのであろうが、ロールモデルとは本人の強い意思は当然のこととして、周辺の人たちが本人の要求を無視せず、諦めさせず、自らも傾聴に留まらずに余分な一歩を踏み出したり、あるいは引き下がったりして達成されている。本人と一緒にただ困っているだけでは何も改善しないし、面白いことは始まらない。

そういった意味合いにおいて、本書は難病支援のロールモデルのバリエーションをいくつか紹介したものである。

1

在宅人工呼吸療法の黎明期を生きた男の遺言

長岡紘司＋川口有美子

長岡紘司（ながおか・こうじ／当事者）

1977年、33歳でALSを発症。当時は世界的にも珍しかった在宅人工呼吸療法で約28年間生活する。日本ALS協会理事と神奈川県支部支部長を長年務め、またユニークな経管療法を発明するなど、在宅で生きることに向き合い続けた。2011年12月、死去。

挑戦

目的達成のための道具の使用は、人間の本能に組み込まれていることであるから、それが人工呼吸器であろうと経管栄養カテーテルであろうと、生存のためなら患者は器用に使いこなすことができる。その証拠に自らの「延命措置」の効用を書き遺した男がいる。

長岡紘司。一九四五年に鎌倉で生まれ、一九七七年の二月、三三歳の若さでＡＬＳ（筋萎縮性側索硬化症）を発症。徐々に運動神経だけが侵されていき、ほぼ全身が萎え動かせなくなり、六年後の一九八三年には呼吸筋麻痺から呼吸不全に陥り、気管切開、人工呼吸器をつけた。以来、全介助で食事も経鼻経管でとるようになり、二〇一一年の暮れに六六歳で亡くなるまでのおよそ二八年間もの間、機械的換気により自宅で過ごした。当時は世界的にも珍しかった在宅での人工呼吸療法でもっとも長く生きたＡＬ

S患者のひとりである。

　在宅療養四年目には初めてストレッチャーに乗ってすぐ近くの小学校にお花見に出かけ、日本初の人工呼吸による外出として報道されたが、その後は一九九四年に日本ALS協会神奈川県支部総会、二〇〇六年に横浜で開かれたALS国際会議、二〇〇八年に日本難病看護学会の三度外出をしたのみで、後はほぼ同じ格好の仰向けでリビングの真ん中に設えたベッドに寝たまま、一万回以上もの昼夜を過ごした。

　日中は介護の人（大方は妻の明美を指す）に新聞を読ませ、三度の食事は家族と同じ料理をマーゲンチューブ（鼻から胃に通す管）が詰まらない程度の滑らかさにミキサーで粉砕、漉させて注入させ、排泄と衛生の管理を手伝わせ、お気に入りのテレビ番組とDVDを録画編集させ、プラモデルを作らせ、演歌を流して手紙を書きとらせ、FAXで送信させた。そうして途切れることなく日常動作の介護を受け、ベッドで猫の戯れるのを見て過ごした。唇だけはわずかに動かせたので五〇音の形をつくって介護の人に読んでもらい意思を伝えた。

　身体の世話の一切を他者に委ねて三〇余年を生きてきたが、晩年三年半ほどは重度障害者のための公的介護制度を使って、東京の介護事業所からヘルパーを派遣させ、家族以外の者の介護を受け入れた。たび重なるE市とのやりとりの末、最終的には月三三〇時間の介護給付が実現し、ようやく妻と成人した子二人を交互に休ませることができるようになっていた。

　神を信じず信仰も持たず、おのれの人工呼吸療法をもってALSを執念で生きぬいてきたが、自宅にて清拭ケア中に帰らぬ人になった。

生前の意思で葬式も弔いも断っていたが、お別れの儀式は家族によって和やかに執り行われた。火葬場に併設の一室に設えられた祭壇の正面に飾られた遺影は、いつもの横たわった顔が縦になり、喉元のカニューレはかき消され、何より鼻の孔から長く伸びていた経管栄養チューブが跡形もなく消されていたが、見た妻は「お父さんじゃないみたい」と呟いた。僧侶の姿はなかったが、読経の代わりに八代亜紀の歌声が流れ、故人が最期に残したという辞世の言葉を、それを読み取ったヘルパーが朗読した。

長岡は日本における在宅人工呼吸療法の黎明期を生きた。ある意味、彼は人類の別の到達点に立ったことになる。ここに紹介する長岡の遺稿二本は、後続の患者に生存の知恵を授けるためのあの世からの伝言、「延命装置」使用にあたっての「能書き」である。この方法で長岡はなんと二八年間もの「延命」に成功したことになるが、こうなると「延命」と呼ぶこと自体が間違っている。元消防士であり人命救助に命をかけてきた長岡であったが、自らが機械で呼吸を始めた当初は、確かにそれは本人にとっても延命に過ぎない行為ではあった。

家族のそばで死ぬために病院を出たのだが、自宅に戻るやいなや「生きるために自宅に戻った」ということになっていった。自宅ではいつも家族がそばにいて、甲斐甲斐しく寝返りや身体の微調整、経管栄養の注入、痰の吸引などを手伝ってくれる。使い慣れた品々や雑多な生活音の中に、病院では厳めしかった医療機器も優しく馴染んでいった。

緩慢でも確実に死に向かっていくのがALSである。患者の多くは最初のうちは、死だけが自らの尊厳を守る方法であり、生き続ければ家族に迷惑になると悩み、延命処置などは断固として断りたいと申し出る。だが、麻痺が進行し呼吸苦が体感されるやいなや、覚悟していた者も考え方を変える。

つまり、呼吸器などお断りと言い張っていた者が、突如生き続ける方向に踵を返し、気管切開などの侵襲的な治療も受け入れてもいいなどと言い出す。この土壇場での病人の心変わりに戸惑うのは、そろそろお別れの頃だろうと油断していた医師や家族のほうであって、世間一般に言われているように、家族が強く懇願して、無理やり呼吸器をつけてしまうというようなことは現在では起こらない。

むしろ、患者は無意識のうちに死にたくない、もっと生きていたいという信号を初期のうちから発信し続けているので、家族はなんとなくそれを受信していたのだが、土壇場での展開次第で、幾分仕方なく患者を抱えて生きていく自信もあてもないままに、治療へと駒を進ませるのである。もちろん、治してあげたいし生きて欲しいという気持ちはたいていの家族にある。だが、どのように介護を、いや家族の生活を組み立てていけるものかがわからない。一家の大黒柱であった夫が発症すれば、家計を支えるために妻が働き続けなければならないが、そうなれば介護する者がいないし、専業主婦の妻が病めば、その妻の介護をする者がいない。それでも、医師は気の毒そうに不断の介護を家族代表に言い渡すのである。「あなたが介護を引き受けるのなら、呼吸器をつけてあげられる」という風に。いったん呼吸器がついてしまえば、日々のケアのあまりの慌ただしさに、誰がそれを決定したかなどということを思い出す暇もないのだが。路頭に迷うというのはこのことだ。打つ手がない。そういった訳で、家族の負担が問題視されるようになってからは、ALSに無理やり呼吸器を取りつけてしまうような者はいない。

だが、長岡が呼吸療法を開始した八〇年代はそうではなかった。病名は伏せられ、患者は治療の意味もわからないうちに気管切開、呼吸器へと進んでいった。がんの告知も満足に行われていなかった時代のことである。長岡が病名を知ったのは一九九〇年にホーキング博士が来日した折、妻から博士もあなたと同病であるという風に伝えられてのことであった。

八〇年代半ばの医療費抑制政策を受け、病棟のALS患者は帰れる者から自宅に戻された。しかし、地域に受け皿になる医療機関はないに等しく、自宅に戻れば家族以外には頼れないのが前提で、決死の覚悟の在宅であった。病院外での人工呼吸療法のエビデンスもなく、自宅に戻った者のうちの幾人かは目を離した隙の呼吸器はずれや感染等で数か月のうちに亡くなっていった。それでも患者の開拓者精神を実働で支えたのは、文字通り一時も離れることが許されない家族であったから、「在宅」は家族にとっては忠誠が試される「踏み絵」のようなものであった。

バタバタと呼吸器装着に同意し、自宅で看てきた家族ではあったが、一年二年と長引く間に、さすがに疲労は心身に溜まり、患者もろとも破綻しそうになる。それを見かねて今度は、家族ごと支援しようと街の人々が集まってくる。さらにそうした者たちが次々と巻き込まれ、彼らの生活までもが脅かされるようなことになり、たった一人のALS患者による「被害」の渦が地域の保健行政レベルまで広がって、どろどろになっていったところで、患者個人の療養は地域の問題として顕在化していく。

フランスのシャルコー（脳神経内科医（1825-1893））によって、一八六九年に報告されて以来、ALSは呼吸筋麻痺をもって終末期に分類されることになった。急激なQOL低下と家族の極端な介護負担を理由に、米英の専門医は呼吸器を勧めないが、日本では特定疾患に対する医療費助成や控除が在宅療養の追い風になり呼吸器をつけて自宅に生きて帰る者が増えた。

だがそれは、まるで崖っぷちに立たされて「ここには実は目には見えないが橋がある。人の世の正義を信じて目を瞑って、第一歩を踏み出してみよ」と命じられるようなものであった。呼吸器をつけて自宅に戻る患者は未来と契約するつもりで、一か八かで天空に踏み出したのであった。それも自分が完治する日、家族が救われる日、人々の温かさが制度として現実に実る日を信じてのことであったから、堂々と自己決定できるような領分の話であろうはずがなく、告知を受けた直後に空を仰いで神を呪った患者の運が問われたのである。

そうして、目に見えぬ橋が現れなかった者は家族もろとも地に落ちて死に、彼らの屍が累々と積み上げられてきた結果、使い勝手の良し悪しは脇におくとしても、とりあえずは医療保険と介護保険と障害福祉を組み合わせれば、一日のうちの数時間、市区町村によっては一日のすべてを公費でカバーできるようになってきた。この無念の者たちの屍の山なくして現在、一部の患者が謳歌しているような、家族以外のヘルパーたちと過ごす自由気ままな療養生活はありえない。

二〇一二年四月からは、非医療職であるヘルパーも吸引・経管栄養等の医療を正式な業務として行えるようになり、同居家族がいない者でも自宅で長期療養する礎ができた。そしてまた、最新の工学技術はあと少しで患者がイメージした言葉を文字化して世界に即座に発信できるようにするだろう。これで、全身性麻痺によりまったくどこも動かせなくなったとしても、「完全なる閉じ込め症候群（Totally Locked-in State）」に至る者はいなくなる。やがて、最先端の科学技術をまとったＡＬＳ患者の日常が、映像として世界中に出回っていくことにより、彼らの体験はダビングされ、持ち出され、世界中の患者のもとに希望と共に届けられるだろう。

人体と機械との融合は、ＳＮＳを伝って広まり、世間の常識となり、医学論文にあるような、悲惨な末期患者のイメージも、明るく刷新されていくに違いない。

筆者との関係

そろそろ長岡の遺稿に移ろうと思うが、その前に長岡と私の関係について少し述べよう。長岡は日本ALS協会理事と神奈川県支部支部長を長年務め、多くの看護系文献にその参与観察の記録が残されている。いわば日本を代表するALS患者の一人であった。長岡の妻、明美も看護系の学会でたびたび講演を依頼されてきた。

長岡自身は協会の理事会に顔を見せることはなかったが、あるとき、代理で出席していた妻の疲労困憊の様子が尋常ではなかったので、私から「ご主人様はお元気ですか？」と声をかけたところ、「もう、相模原事件は他人事じゃないわよ」という返答が戻ってきた。相模原事件とは二〇〇四年の夏、四〇歳になるALSの息子の看病をしていた母親が彼の呼吸器を停止し、死に至らしめた事件である。母親も包丁で手首を切ったこともあり（執行猶予の後、自殺を遂げた）大きく報道されることになり、専門医学会では重度の意思伝達障害を持つ患者の「死ぬ権利」が問われたが、患者会では過剰な介護負担が母親の精神の異常を起こしたとして、同情が集まっていた。

私の周辺では、二〇〇三年の支援費制度以来、呼吸器装着者に対しては一日平均一八時間ほどを障害者施策のヘルパーで介護していく態勢ができていたのに対して、長岡の住む神奈川県E市では支援費制度はまったく使われず、ヘルパーは吸引もしない。

妻は「もう限界……」などと言う。同じ日本に住みながら、かように激しい地域間格差があり、家族の忍耐が患者の生死を分けている。そこで何とか是正したいと考えて数日のうちにE市の障害福祉課に相談し、長岡にも自立支援法の給付を申請した。そして、うちの事業所ケアサポートモモから小田原市在住の女性ヘルパーを派遣することにした。彼女は私の母を看取った介護チームの一員でもあったので技術も人柄も信頼できた。長岡家独自の介護方法もきっとすぐにマスターし、家族ごと支えてくれるであろうと思ったからだ。

長岡が遺した膨大な文章の束は、三〇余年間の在宅療養の蓄積を伝える貴重な記録であり、ALSの歴史にひとつの層を成すほどに価値あるものなのだが、本稿は二〇〇八年五月に、三〇代のその女性ヘルパーが長岡家へ通うようになり、家族(妻、娘、息子)とヘルパーとの交互の読み取りによって、二〇〇九年と二〇一一年に記されたものである。長岡は今の患者のようにパソコンや意思伝達ソフトを使わず、介護者に口の形を読み取らせて意思を伝える。漢字の変換も句読点の位置も細かく指示し、校正を一切許さなかった。

二〇〇九年は尊厳死推進の動きが加速し、神経内科医の一部はALS患者の呼吸器の取りはずしを現実のものにしようと策を巡らせていた。私はこれらの動きに対しては、ALS患者が自らの考えを表明すべきであるとして、長岡にも尊厳死の法制化に対する意見を発注した。すると彼は医療や看護技術の誤りが患者を死に向かわせているが、正しい看護方法を彼らに伝え細胞ひとつに目配せしながら生きていくことが、患者の責務であり尊厳であるという風に説明し、尊厳死を痛烈に批判した。

長岡が編み出した機械をつけた人に対する看護技術の中には、他の患者への応用は難しいものもかなりあるが、専門家の視点から再考され、正当な看護技術を補足するものとして認められ、広まったものもある。

校正されることを嫌った長岡の文章を損なわないよう、漢字変換も句読点の位置もそのままにし、長岡独特の言いまわしや専門用語には註で解説を加えるのみとした。

死の安楽について――長岡紘司

なぜ誰も挑戦しようとしないのでしょう。(1) ＡＬＳと聞いただけで初めから匙を投げる医に洗脳されたからなのでしょうか。

椿先生(2)は言いました、若い医師が果敢にＡＬＳに挑むが高い壁に阻まれ皆途中で挫折してしまう。また、こうもおっしゃっています、治す薬がないのなら私達は精一杯のお世話をし、後は人間の持つ自然治癒力に期待する。

人は神秘の生き物です、あらゆることに挑戦しここまできました。難病中の難病と言われるＡＬＳに闘い挑むのも患者冥利に尽きるというものです。良い意味での話題性のある癌の治療に対する医学の進歩は目覚ましいもので、神経の難病と言われるＡＬＳも画期的な発明によるｉＰＳ細胞の開発により失われた神経細胞の再生もあと一歩のところです。(3) その一歩は数年か十数年か数十年か確かに今ではないが医学の進歩は目覚ましくひょっとしたら明日かもしれません。

コミュニケーションがとれなくなったら人工呼吸器をはずしてくれと千葉の患者氏は要望し、家族もそれに同意、担当病院の倫理委員会も容認したそうです。[4]

私はこれを聞いて胸を撫で下ろしました。なぜならば、良い意味での条件付きの死の要望だからです。少なくとも生きる可能性は大いにあり、しかし、四重苦のＡＬＳ、はたまた五重苦のＡＬＳでは本人にどれ程の挑戦の心があろうとも高過ぎる壁の病、食えず臭わず語れず動けずでは死の要望書も書かざるを得ないかも。それでも、身近の者や周りの者は愛する者に生きていて欲しいなら、愛する者に天寿を全うして欲しいなら、患者に代わりＡＬＳに挑戦して欲しいものです。

難病は訳がわからないから難病で、しかし、ＡＬＳは運動神経の侵される病、一度死んだ細胞は蘇らないとは言え人の自然治癒力は失われたものまで補ってきたのです。医が匙を投げたら患者本人と身近な者と周りの者がやるしかなく、それは人として当然のことではないでしょうか。安楽死を声高に叫ぶ者達は生きる権利があるなら死ぬ権利もあると言うが、言わせてもらえば人は生まれてくる時、その人の意思で生まれてくるのではないように、死ぬ時もその意思であってはならないのです。

不治を病み三十と二年、食えず臭わず語れず動けず辛い辛い四重苦の中何度も死ぬ目に遭いました。歯の水にしみるような痛さ、目の角膜にへばりつく瞼の痛さ、第三の痛さ[5]、そして痩せこけた褥瘡の痛み。それらが今日も歯も第三も褥瘡の痛みも消え失せ、更に垂れ下がっていた下唇も治り、今は実に安泰な日々を過ごしています。安楽死も必要な状況も時にはあります。しかし、ＡＬＳにはそれはきっと後悔する日が必ずくるのでしょう。私は自ら命を絶つつもりはありません。もし自ら殺したなら今も健気に働き続ける五臓六腑や六十兆の細胞も殺すことになります、私はそんな傲慢で残酷なことはできないのです。

夏を耐え　秋に憩い　冬に怯え　春を待つ　数限りない春を待ち　今ようやく足音が、それなのに　ああ　それなのに　私は知りませんでした。ＡＬＳの生存率が三割わずかだとは、[6]不治を病み三〇と二年　半世紀も前ならともかく、今のこの時代に二一世紀の時代に死ぬの殺すのと戯言としか思えません。

ある患者氏が三〇分毎に詰まった痰の吸引をしなければ窒息死すると公言したのは大きな間違いです。したがって夜も寝られないというのは間違いです。ＡＬＳ担当の看護師が患者のナースコールが耳について家に帰っても寝られないというのは間違いです、数時間おきの体位交換も間違いです、カニューレの定期的なエアー交換も間違いです、タッピングの仕方も間違いです、洗髪清拭の仕方も間違いです、夜中の排泄も間違いです、食事の方法も間違いです、ファーラー位も間違いです[7]、室温の管理も間違いです、吸入方法も間違いです、寝具も間違いです、気管内吸引のやり方も間違いです、睡眠の時間も間違いです。

寝たままを続けて四半世紀の間　見続けてきた結論の一部で、確かにひどい病です、人として尊厳も、自信も、技も、美しさも全て失われるＡＬＳです。それでも生きていかなければ治すことはできないのです。

来ない春はなく　近くに足音が　それなのに　ああ　それなのに。

カニューレバルーンと吸引[8]

四半世紀前、あの病院もこの病院も実に親身であった。医療の方々は希望に輝き闘志に燃え、院内を駆け回る足音の頼もしささえ覚えたものである。今は、フランスの亡霊[9]に医も看護も介護も惑わされたのか、ＡＬＳに対し全く覇気が感じられず、正に大きな壁に挑むことさえなくし、しかし、ＡＬＳこそ看護の見本、手を尽くせば安楽な天寿を全うし、手を抜けば苦しみの中、三分で死に、正にそれこそが見本と言えるのではないだろうか。

三〇分毎の気管内吸引の間違いも見本の一つとなるのである。サーボベンチレーターというシーメンス社の人工呼吸器はその名の通り補吸器[10]であって肺活量に見合ったドラムを前後させ吸気圧を肺内に送り込む仕組みだが、呼気については呼吸気弁の開放による助骨の収縮圧による排気方式をとっている。

その為、吸気の圧より呼気圧が強くなりカニューレバルーンと気道の間に留まった自然誤飲[11]した唾液や鼻汁が霧吹きの原理で気道内に落ち込み、それが頻繁な吸引回数の原因となるのである。

その対策として、ボーカレイドから連続吸引やバルーンの量を増やしたり、気管内縫合[12]もしているようだが、昼間の気管内吸引はともかく夜間においての吸引の回数を減らす為の方法として、就寝前には必ずカニューレバルーンのエアーを抜き、気管内によりカニューレ上部の分泌物を全て取り去り、また熟睡すると自律神経が副交感神経に移行し、全身の弛緩により気道内壁も広がるのでバルーンの量を若干増やす必要がある。[13]

エアーを抜いて再び入れて、外した補吸器を再び繋ぐと取りきれない分泌物がバルーンの膨らみにより押し出され、再び吸引が必要となるのでエアー交換による気管内吸引は短時間で済ませないと患者の負担となることがある。

『痰』の吸引と言うがほとんどはバルーン上部からの落ち込みで、よほどの感染症や肺の病でない限りそうそう『痰』は出るものではない。医の中にはバルーンで留めてあるから落ち込むことはないと言う者もいるが、ボルトとナットで止めてある訳でもなく軟らかい物同士でのシール、移動の際や首を動かしたりあくびやくしゃみやしゃっくりなど生理反射の際にも、水物は落ち込むのである。従って気切患者は肺への落ち込みによる感染を防ぐ為、ファーラー位はとらずせいぜい枕で頭を起すべきである。

医も、看護も介護も、フランスの亡霊に惑わされることなく正しいケアをすればALSは可能性ある穏やかな病となるのです。椿先生の言葉を信じて。ああ　それなのに。(14)

褥瘡の痛み

今私は褥瘡《じょくそう》の痛みに悩まされている。本来ALSは褥瘡になりにくいと言われているが、確かにその通りなのだ。四半世紀の間、寝まま（筆者註：寝たきりのこと）を続けても尻に二つ目の穴が開いたことはなく、強烈な圧迫の激痛に見舞われはしたが傷付かず穴も開かなかった。そして、それは何故か脂肪が付いたのか皮膚が厚くなったのか、各関節に円座を入れてまでの痛みを和らげていたものが不用になる程回復したのである。

だが、今私は褥瘡の痛みに悩まされている。今回の褥瘡の原因は油断と遠慮であろう。ほとんどの寝まま患者は寝床に何万もするムートンシーツを敷いているが、私は安物の〝もどき〟の為、その上に綿ジャージのシーツを敷き三日毎に洗ってはいるが、ムートンもどきの相性が悪いのか身体の移動の度に小さな皺ができ、それが寝ままの身体に棘のように刺さり、放っておくとやがて褥瘡となるのである。年老いたやまい人は褥瘡になるのが当然と思われているが、1mmにも満たない小さな皺が棘となり痩せこけた肌に突き刺さり褥瘡となるのだ。介護の方々にその棘を取り除いてもらえばよいのだが、遠慮が先に立ってしまうのだ(15)。

さて、これは外皮の褥瘡以上に重要なことで、気道内壁にも同じようなことが言えるのではないだろうか。カニューレのカフで気道内壁の圧迫による褥瘡での斑痕または壊死による隣り合わせの食道への穿孔などと言う重要な障害となってしまう。その為、医者の中には、たとえカフ圧が不足してリークしていようとも、カフ圧を増やそうとはさせず、その他の方法で何とかやり過ごそうとする。しかし、先にも指摘したようにリークが起きると舌根に気道から漏れた空気によりできた透明な風船が絡み、吐き気まで催すことになる。

ここで重要なことは、カフが独楽形状の新進型のカニューレは外皮に褥瘡を作らせた棘のあるシーツと同じようにカフが皺くちゃなことである。その皺が棘となり気道内壁に刺さらないことを願うが、もし新進型カニューレを使い気道内壁に褥瘡が見られたら、直ちにナツメの旧型に戻して欲しいものだが、無理な話か。かく言う私もカフ圧は八・〇mℓをリミットとしている。ああ　それなのに夜中にリークする。

永眠

長岡紘司は、二〇一一年一二月一五日（木）、午前一一時五六分に永眠した。二〇一一年の春に体調を大きく崩し入院。何度か危篤の危機を乗り越えて在宅に戻った。東日本大震災のときはまだ自宅にいて、日に三度の計画停電に悩まされたが、日ごろの備えで乗り切った。しかし、肺の状態は悪化の一途で空気を入れても換気がよくない。横隔膜は柔軟性を失い、一回あたりの換気量を加減しなければ肺を痛めるほどに気道内圧が高くなった。それでも長岡は医師の言うことに耳を貸さない。低酸素にのた打ち回るような息苦しさを訴え続けたが、断固として換気量のボリュームを下げることはなかったという。

それは、妻の明美がナースとふたりで清拭をしている最中だった。明美の証言によると、「ふと呼吸器を見ると計測の内圧の針が小さくしか揺れていない。あら、おかしいと思って三回見た。それでナースに呼吸器が変だと言ったら、ナースがすぐに心臓が止まっているって言って慌てた。肺に空気が入っていなかった。呼吸器が壊れたわけではなく、その前に気道内圧が五五もあって、このままだと肺が破れてしまうと言った矢先のことであった（弊社から派遣していた女性ヘルパーもその場に居合わせたが、彼女は「何かが破れるような、パーンという音」が聞こえるや「呼吸器が空回りし出した」と言うが、気のせいかもしれない）。

遺体は解剖に行ったままだから真実はまだわからない。ただ、医師は肺に水が溜まっていたとも言っていた。横隔膜は薄っぺらになっていて、これは機械で生きられる限界だったと。もう、いくら呼吸器で空気を押し込んでも肺に入らなくなってしまうってこと。夫はこれ以上生きられないとこまで生きたんだと思う」。

気道内圧が30 hPaを越したときのＶＩＬＩ（人工呼吸起因性肺損傷）が発生していた。

本人は死ぬ気は毛頭なかったが、亡くなる前に訪問した医師から、「もう、好きなようにしていい」と言われ、たじろいだ。家族は春先の入院を最後と決め、今度具合が悪くなっても搬送せず、自宅で看取る覚悟でいた。

「人工呼吸器で二八年。在宅で二七年。呼吸器をつけた後の一〇か月だけ、一九八三年二月に入院して一〇月二八日に退院した。私は当時三〇歳。それからずっと介護の人生。発症は一九七七年二月、夫は三一歳でしたからね。それから三四年一〇か月も生きた。六六歳の誕生日の一一月一日から少しして亡くなったの。私とは一歳違いだから……。

何もない時代だったから。子供を育てながら介護して在宅人工呼吸器は神奈川県で二例目だった。全国でも珍しかった。昨春に入院してから亡くなるまでの間が、今振り返ると終末期だったんだろうけれど、そうは言ってもね。一〇か月も生きたんだし、角膜が傷んでた目も治ったしね。終末期だったその間もちゃんと治療すれば治ったし、生活もあったよね。死ぬ瞬間まで意識があったから、最期の数日は肺に空気が入らなくて苦しくて苦しくてね。でも一瞬で死んだ。お父さんらしい最期だった」。

だが、最期に読み取られた夫の文章には、どうにも腑に落ちないことがあったらしい。

「お父さん、最期までたくさん文章書いているけど、間違ったこともいっぱい書いてるし、私が言ったってことになってるけどね、それは嘘。たわいもないドラマのシーンのような言葉を取り上げて、そこだけ強調して深刻に表現したりして。私が発した言葉をまるで逆に用いている。長い言葉の中のたった一言を、「愛情なんかなくなっちゃうからね！」と言ったのを、「愛情なんかもうない」と言ったと表現してるし……。お父さんにいろいろなことを理解させるために、私は前もって鏡の前で顔作りしたりして、シミュレーションしたりして、芝居したりしていた。すべて妻が（介護を）やるのが当たり前だと思っていたのを、私がヘルパーさんに任せて遠のいたので、「おれを殺す気か」と恨んだのよね。ヘルパーさんが入る前は私が一〇〇パーセント近かった。妻でなければだめだとならないように、せっかく入ってくれたヘルパーさんが十分に活躍できるように、私はわざとその場からはずれた。私がいなくてもうまくいくように図ったの。なのに何を勘違いしたのか、私には愛情がないなどと表現して。ヘルパーさんにはアイコンタクトばっちり。でも私には愛情表現の一言もなかった。他人にはわからない夫婦の微妙なサインというか、違いというか、空気感というか、雰囲気というか、風の動きというか、夫婦にはあるんだなぁ。本人にそれらを感じる心があれば、あんな表現はしないと思う。ＡＬＳはそれらを奪い去ったのか。お父さんは間違いもたくさん書いた。親戚の手前、困ってしまう。公表できないよね……」。

とはいえ、明美から私のもとに分厚い茶封筒が届いたのは、「長岡さんの言葉を多くの人に伝えたい」と電話で伝えて協力を仰いでから、一、二週間ほど経ってのことだった。

妻の身になればこれまでの人生が走馬灯のように思い出される時期である。未整理の遺品を見るのも忍びないことだろう。前人未到の在宅人工呼吸療法に三〇歳で踏み切り、二人の幼児の世話をしながら夫の口文字を逐一読み取り、ナースコールに即座に反応する生活を昼夜途切れることなく、三四年と一〇か月続けてきた。だが突然そのすべてが消滅した。夫の死と共に日常が消えてしまった。心の整理がつかず、かといって夫が残した最期の文章を読むと、「(私の) 真実とは違うことが書かれているから、腹が立つ、むしゃくしゃしてくる、お父さんは好き勝手を、自分の都合に合わせて語っている」。

しかし、明美は夫の遺稿を丁寧にワープロで打ち出して送ってきた。「長岡語録」と書かれた箇条書きの介護の要点のいくつかは、二〇一二年から法制化された介護職員の医療的ケア研修(第三号研修)の内容と一致する。そしてそれは言うまでもなく、在宅人工呼吸療法のパイオニアたちによる失敗と成功の連続から紡がれた在宅介護のエッセンスを継承している。長期生存者の体験は、時を経る間にブラッシュアップされ、こうしてスタンダードケアとして広まっていくのである。

絶筆となった「前略　ＡＬＳ殿」には妻への愛情と感謝以外の何ものも見受けられないように思われるのだが、およそ行間には目に見えぬ文字で、符号のような文面で、夫婦にしかわからない何かが語られているのだろう。

だが、我々は長岡の意思をその文章のまま辿ることにしよう。それだけでも彼は十分に伝えようとしている。

後続の者へ。今はまだ生死の何たるかについて何も知らないに近いあなたへ。未来の終末期患者へ。

この伝道には明らかな意図がある。これは長岡の遺言である。死を意識し、これが最後と覚悟して、唇の形と目の瞬きで伝えてきたものである。

前略　ＡＬＳ殿――長岡紘司

2011/4/6, 6/7, 28, 7/9, 13, 20, 8/2, 3 記

貴殿と肩を並べて歩くこと三十と数年。ＡＬＳ人として生きる事がこれほど切なく、はかなく、空しいものとは思いもよらず、何もかも消えてしまい何もかも失ってしまったが、ただひとつ、残されたものは自分という心であり、それは貴殿にも侵されるものでは到底なく、その残された心は人として輝き尊厳までも放ち、寝ままの不動の人なるも人として生きつつあるのだ。

しかし、ＡＬＳは正に酷い病いで、罹患した者だけでなく家族も身内もＡＬＳ人をかかえるという言葉に表しようもない重荷を背負うことになる。無論、それぞれ大人であり、たかが難病の一環のＡＬＳ人を抱えこんだとしても、その人の人生を左右するとまでの傲慢な病いではないのだ。

それでもＡＬＳ人を抱え込んだ家族にはまさに想像を絶する苦しみのようで、それが若くして罹患したＡＬＳ人ならなおさらで、県内外においても悲惨としか言いようのない事件が続けておきたのです。若くしてＡＬＳに罹患した者は想像を絶する恐怖どころではない魑魅魍魎の世界にがんじがらめにされたようなもの。その恐怖を救うのは家族であり人の心なのだ。

県内で起きた、悲惨な事件も将来への絶望に耐えかねず懇願に懇願を重ねた結果その時瞬間人の心を失くした最も愛すべき人の補吸器を外してしまった。

将来ある若者の死にゆく姿をとても見ていられず別室に逃れたことだろう。

それらの、悲惨な出来事の中で私が医学書に載る余命をはるかに超えて生きているのは我妻のお陰であろう。政府の介護制度も作られ多くの手助けも訪れるようになり、家族は多いに助けられたものだが、ALSという特殊な病いは誰でも受け入れられるというものではなくかなりの期間をかけてコミュニケーションやら気管内吸引やらもっとも重要なカロリー摂取の指導を受けなければならない。

また特殊な例ではあるが、介護放棄も患者にとって悲惨なこの上ないことだろう。痰が絡んで苦しんでいてもナースコールを無視され、用事もないのに外に出かけ時には一時間も補吸機を付けた患者を一人にしておく。そのため補給機の接続部が外れ亡くなられた方もいるそうです。

私が生きているのはそれらと無縁だからだろう。それもこれも我妻のお陰であろう・四半世紀以上も横たわるまさに木偶人形の朽ちかけた私という愚劣な人の面倒を営々と続けている。言い表しようのない余程の強靭な人の心を持っているのだろう。しかし、ALS患者の介護というものがいかに酷なものかというものを流石強靭な心を持つ者とは言え、仏の顔も三度ということか。

ある日ある夜、まさに豹変その頃の私は何でもかんでもぶち込んでマーゲンチューブ（経鼻栄養チューブ）に流し込んでいた。

昔流行った野菜スープというものに家族の食事をそれぞれマーゲンチューブで詰まらない程度に少量ずつ、ミキサーでスープ状にしたのが私の食事である。無論味も香りもしないが家族が囲む食卓の雰囲気で味がわかり充分に満足であった。三度三度の患者への食事であるスープ作りも難なくこなしていたが、もともとの体質なのか、全身の脂肪が少なく円座で保護していた仙骨が円座を取り払ったとたんに痛み出し、ガーゼのタオルを尻が痛まないように適度に山型に折り、痛くて我慢の限界を超える仙骨の上やら下やらに敷いていたが位置が悪いのか数分もするとまた仙骨が痛み出し、そのたびに横で寝ている我妻を足に付けたナースコールを鳴らした時、突然にまったく突然に「もうイヤ、もうイヤ」と叫び出した。

あっけにとられていた私だが、それというのも私の言うことはなんでも動かない身体の代わりに、手指のごとく言うことの全てをしてくれたからだ。借家の荒れた庭の庭作り、築山を造り、五色石を敷き、豆つげひょうたん池を植え込み、更にプラモの色塗りまたコンセントの修理までしてくれた。そこまでしてくれた従順な妻が烈火のごとく怒鳴るようになったことは余程ＡＬＳ患者の介護に耐えきれないものがあったのだろう。

「もうイヤ、もうイヤ」の後の言葉に誠に真実が込められていた。我妻は瓜実顔におちょぼ口、糸目に眉なしのいわゆる平安美女。その顔が口は耳まで裂け目は吊り上がり、牙こそ生えていないがまさに般若。その顔で言ったのは『愛情なんかない』。

私がそれに反応し「殺せ」とかすかに動く唇を作れば、今ここにいないだろう。しかし私は冷静に実に冷静に一連を見ていた。何しろ仙骨の痛みをとって欲しくて反応するどころではなかったのだ。

私は生きているのは我妻のお陰である。

愛はなくても人の心が豊富に残っているのだろう。言われたことも般若の顔も無理からぬこと、何しろ二四時間つきっきりを強いる病。その象徴的な言葉が「定年退職したら二人であちこち旅行しようと思っていたのにこの有様」公然と入浴サービスの人の前で言い放った。それでも私が生きているのは全て妻や子供たちのお陰だろう。すでに親は向こうで待っているが兄弟や親せきの方々の多大なお世話もあったからだろう。さらに行政の新制度により家族の負担も大分助けられるようになったが、他の老人制度と違いＡＬＳという病は生きることのすべてを背負わなければならず、なまじの介護者では通じない部分もある。そのためこれまで生きてきた。多くの方々の人生の一部を貰いながらここまで生きてきた、その中でも我妻がいなければこの文も書けなかっただろう。しかし文字通り口述筆記を忍耐強く続けてくれた天才ヘルパーさんには心より感謝する。

これからも、この忌まわしい病に罹患する人もいるだろう。補吸機をつけずに亡くなる方々が七割になるという、治療薬ない故の数字としてやむを得ないが、死んだ患者はどんな名医も治せないのだ。しつこいようだが、私が生きているのは、我妻のおかげである。人間と言うものはどのような仕事でも絶対的な愛は不可欠なものではない。そこには義理とか体裁とか人の情けが絡んでくる。だからこそ、新しいＡＬＳ罹患者に生き続けよとは言えないのだ。だがＡＬＳに対しての看護は、医学書に載せられ二〇〇年もするのに間違いばかり。

これまで書いたことは、医学書をかじっただけの患者の声だが、難病に対する真実の声なのだ。いつの日かわが命尽きるとも必ずや正しい看護を患者が伝えてくれると信じる。一〇万人に三人の発症率は決して低いものではない。

不幸にして罹患した者よ。敢えて言う。

生きなさい　そして　周りの者達を正しなさい。愛はなくとも人の心があれば良いのです。そして自分は自分の心を持ちなさい。そして如何に辛くとも治ることを信じて生きなさい。
生きよ。生きよ。

註

（1）長岡は存命中、一貫して患者が自らの身体を管理し、治癒するまで生きることを提唱、医学の常識を覆すケアの数々を考案し妻に実践させた。本稿はALSと聞いただけで「治らない」と決めつけ、呼吸器を導入しない医師や諦めの早い家族に向けて患者、長岡紘司が記した啓発の書である。患者の経験知による本稿と並行して、『在宅人工呼吸器　ポケットマニュアル　暮らしと支援の実際』川口・小長谷編著（医歯薬出版　二〇〇九年発刊）をお勧めする。こちらは専門職・文系研究者による在宅人工呼吸療法のための解説。

（2）スモン、新潟水俣病の原因を特定した人でもある椿忠雄（都立神経病院院長の後、新潟大学神経内科教授）がALS協会の創設に協力した恩人として記憶されている（立岩［2004］）。一九七八年、日本ALS協会設立時の講演で椿は「医師として全力を尽くしてこの病気の方をお助けしなければならない、患者さんを治療するという立場で考えるのではなく、患者さんと共に苦しみ、共に喜んでやって行きたい」と述べた。椿のこの言葉は患者会で語り継がれている。

（3）京大の山中伸弥教授のiPS細胞治療により、消滅した神経細胞の復活を期待している。

（4）千葉県在住のALS患者、照川貞喜（てるかわ・さだよし）も一九九一年に呼吸器を装着し、家族に支えられながら患者会の重鎮として生きてきた。二〇〇九年二月三日、NHK「クローズアップ現代」の取材に答え、これ以上麻痺が進行し眼球運動が止まり、意思表出ができなくなったら呼吸器を止めて欲しいと訴え、関係者に物議をかもした。
　日本の現行法では人工呼吸器の中止は法に抵触するため、呼吸器停止による重度障害者や末期患者の「死ぬ権利」は認められていない。呼吸器停止と自殺、慈悲殺、安楽死との境界線は極めて不鮮明であるし、呼吸器装着者の苦悩の背後には、長期にわたる家族介護や療養にかかるコストの問題がある。これらが解決しない限り、いったん呼吸器をつけたとしても、取りはずさなければ家族が共倒れになると悲観した者に対する圧力になりえるとして、重度障害者の団体や宗教団体、日弁連は反対している。

（5）「第三の痛さ」とは心理的な痛みなのかと勝手に解釈していたが、ALSの国際的な患者会同盟会議で長岡の文章を発表するため英訳することになり、本人に問い合わせたところ、次のような返事が戻ってきた。

「歳を重ねて人間（男）の弱る順。一が「は（歯）」、二が「め（目）」、三が「マラ（男性のあそこ）」。ビデオの「たそがれ清兵衛」の小林稔侍演じるところの武士が言った「三番目はとっくにきている」ということを痛みにしただけのこと。それぞれ違いはあると思いますが、男も女も人であれば共通の痛みでそれを第三の痛みとしただけ。これは日本の言い回しによる下世話の順番の三番目のこと。したがって人間には大切なことなので第三という台詞にとらわれることなく訳は通じるように的確な言葉を作ってください」ということで、第三の痛みを"penis"と訳して配布した。

（6）日本のＡＬＳ患者の気管切開による長期人工呼吸器装着率は患者全体のおよそ三割。それが一割にも満たない欧米諸国と比較すれば、この数値は驚異的に大きいことになる。その原因を日本人の曖昧な国民性、医師の説明不足、パターナリズム、文化的な差異にあると言われるが、医療保険や年金が呼吸器装着以後の医療と生活を保障しない国ではほぼ選択の余地がなく、裕福な者でない限り、治療を諦めざるを得ない。日本における保障も十分とは言えないが、家族介護という規範があり、同居家族は人生を費やすことで、在宅での長期療養を実現させてきた。今後、介護の社会化が進み家族規範の機能も薄まると、在宅医療の基盤整備が進んだ地域の患者は、家族にさほど配慮することなく治療を選択できるようになるかもしれない。しかし地域間格差がさらに広まると予想される。

（7）「カニューレ」：喉元に直径二センチほどの穴を開け、そこから気管に挿入しておくシリコンやプラスチック製の筒状の器具。これに人工呼吸器の管の先端をつなげて固定する。「タッピング」は排痰ケアのひとつの方法として、介護者が患者の背中を掌でパンパン叩き、気管や肺の隅々にこびりついている痰をたたき落とす技である。一時流行したが、今は肺を絞り上げるように両手で押していく「スクイージング」がリハビリの専門家（ＰＴ、理学療法士）により推奨されている。排痰ケアは専門的知識が必要とされ、ヘルパーが安易に行ってはならないとされているが、家族は患者の身体を使い、これ以外にも肺をクリアにする方法を独自に編み出している。医学的根拠に基づかない幾多もの痰の排出の技にはその患者独自の方法や儀式めいたものもある。長岡の粘着はまさにそこで、患者により考案された介護にある。「ファーラー位」は半座位ともいい、上半身を四五度起こした体位で、食事の時などに誤嚥防止のために推奨されているが、長岡によると気管切開の患者は上半身を起こすことにより、肺に分泌物が落ち込み感染の原因になるという。そのため長岡は終始、ベッドにほぼ平らに寝て、上半身を起こすことはなかった。

この一連の文章が示すように、「寝たままを続けて四半世紀、見続けてきた医学的処置も、ＡＬＳはこういう病であると言われてきたことのすべてにおいて、「誤っている」」と長岡は言う。

（8）カニューレ、バルーン（**図**）。

(9) シャルコーを指す。欧米での治療方針はシャルコーが提唱した「呼吸筋麻痺をもって終末期」とする考え方が今もそのベースにある。それに対し、日本の難病医療は独自路線を歩んできた。椿の後輩で都立神経病院院長に就任した林の文章「ALSは有名なフランスの神経病学者 Charcot（シャルコー）によって一八六九年に始めて報告されて以来、呼吸筋麻痺までの臨床像と病理像がALSの全体像としてとらえられてきました。これは、Charcot's ALS（シャルコーのALS）といわれています。しかし、近年の医療機器や医療技術の進歩と病気の障害に対する療養ケアへの取組みの進展などから、ALSにおける呼吸筋麻痺はこの病気の終末像ではなく、一つの運動障害であり、ALSの全臨床経過の一つの過程と考えられるようになってきました。現在のALSの医学的研究・臨床とALS患者さんの医療ケアは、呼吸筋麻痺までのALS患者さん（Charcot's ALS＝「今までのALS観」）だけではなく、呼吸筋麻痺を越えて、全て随意筋が麻痺するまでのALS患者さんも含めて考えていく「新しいALS観」で考えていくようになってきています」（林秀明［2006］）。
http://www.byouin.metro.tokyo.jp/tmnh/institutions/group-a/pdf/07-1.pdf
「〝新しいALS観〟からの筋萎縮性側索硬化症（ALS）」参照。

(10) 長岡は呼吸器のことを彼独自の解釈から「補吸器」と呼んでいた。驚くべきは呼吸器の内部の仕組みを見たことがあるかのように、詳しく語っている点である。

(11) カニューレの先端にある小さな風船を空気で膨らまし、気道への唾液等の流入を防いでいるが、そこに溜まった唾液等が、長岡の分析によると「呼気圧が高いことにより」吹き上げられ、気道に落ち込むのだという。意識が鮮明で認知障害のないALS患者は機械と人体の調整について細かく指示を出し頻繁に微調整を要求する。ゆえにALS患者からは、意識不明の者や意思伝達困難な者にも機械と人体との微調整は同様に必要なはずなのに、彼らは要求できないがため、ひどいケアを受けたまま放置されているという風に見える。だからALS患者から意思伝達できなくなったら安楽死したいという意見が出るのは無理もないことなのだ。しかし、だからといってそのような状況に陥った患者から呼吸器をはずすという手段にでるのではなく、ケアの技術を一段と高めて、

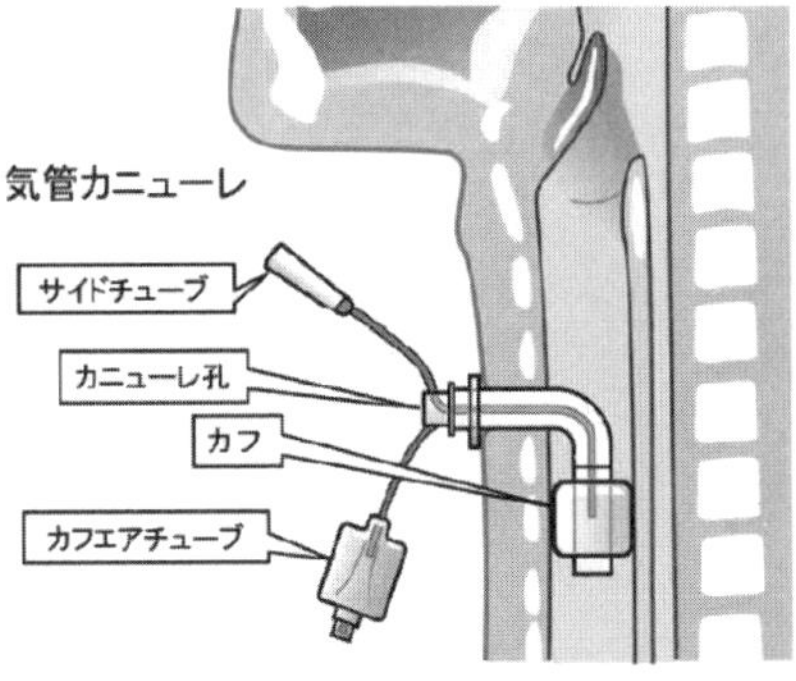

図

意思伝達できない者に対しても、意思伝達できる者と同様の質の高い介護を提供すればいい。そのためにもブレインマシンの開発が急務なのであるが、さらにその先を考えると、ブレインマシンによっても意思を拾えない（反応がない）患者の生存をどうするか、という問題が浮上してくる。これは脳死とは異なる病態、状況であり、同様には取り扱えない。

(12) 連続吸引とは、カニューレに低圧の吸引機をつけっぱなしにして持続吸引すること。夜間にバルーンの量を増やすのは、空気を余計に入れて膨らまし、夜間の副交感神経による気管の拡張に備え、気管吸引数を減らすためだと長岡は言うのである。気管切開の際、食道と気管を分離する手術を行うことも長岡は知っている。その分離手術により完全に声を失うが、気管への唾液等のたれ込みを防ぎ、誤嚥もなくなることから、安心して経口摂取を続けることができる。

(13) 深夜は家族を休ませなければならないため、できる限り起こすようなことは避けたいという。そこで長岡は就寝前に、気管部のバルーンの空気を抜き、バルーン上に溜まった分泌物を気管にいったん放出して一気に吸引させておくと深夜の吸引回数は減るというのである。睡眠中の副交感神経により気管の直径が広がることを体感していた長岡は、夜間のバルーンの空気量を調整し、日中よりもバルーンを膨らましておくべきであると言っている。この気管バルーンの空気量の調整は看護師の仕事と言われ、ヘルパーには許されない処置と言われるが、患者にしてみれば、痰の落ち込み具合に応じて一日何回もバルーンの空気量の調整を繰り返したいのである。それが、看護師や家族にしか許されない、いつもそばにいるヘルパーには実施できないということになれば、頻繁にバルーンの調整はできないし、たかがバルーンの調整のために家族の自由は奪われることになる。

二〇一一年四月から吸引と経管栄養等は介護職の業務とされ法律に明文化されたが、バルーンの調整等をはじめ呼吸器の周辺には介護職員等に容認されるべきケアはまだ複数あり、グレーゾーンとして残されている。

(14) 長岡は自らの体感にケアの根拠を求めた。ここでも繰り返されるのは、「フランスの亡霊」（ALSは呼吸筋麻痺までの命とする考え方）と椿をはじめとする新潟大学医学部や都立神経病院の呼吸筋麻痺以降も呼吸器にサポートさせる方針との対比。「ああ　それなのに」と続く。

(15) 医学論文では、皮膚のセルロース層が厚くなるALSには褥瘡はできないと言われてきた。しかし、長期存命の患者に褥瘡を訴える者が増えている。長年の療養生活で皮膚が薄くなり感染しやすくなっていくからだろう。

文献

川口有美子・小長谷百絵編 2009『在宅人工呼吸器ポケットマニュアル　暮らしと支援の実際』医歯薬出版

川口有美子 20041101「人工呼吸器の人間的な利用」『現代思想』32-14（2004-11）：057-077
川口有美子 2009『逝かない身体 ALS的日常を生きる』医学書院
立岩真也 2005『ALS 不動の身体と息する機械』医学書院
長岡紘司・長岡明美 2008「コミュニケーション無声伝」日本難病看護学会誌 13(2)：136-138
長岡明美 2011「人工呼吸器を装着し、在宅で安心して入浴できるようになるまでの経過」日本難病看護学会誌付録 15(3)：14-18 2011
山本真 2009「合併症とリスクマネジメント」『在宅人工呼吸器ポケットマニュアル 暮らしと支援の実際』医歯薬出版：052

2

在宅人工呼吸療法の繁忙期を生きる女たちの証言

橋本みさお＋川口有美子

橋本みさお（はしもと・みさお／当事者）
NPO 法人 ALS/MND サポートセンターさくら会理事長。1985 年、32 歳で ALS を発症。ALS 患者として世界を飛び回りながら精力的に活動中。2006 年、患者としては世界初の ALS/MND 国際同盟会議「人道賞」を受賞。

究極のロールモデルとして

橋本みさお（六一歳）は西武池袋線練馬駅から女子大生の足で三分足らずのマンションで暮らしている。実家は勝浦。漁師の家に生まれたが魚は嫌い、四人の兄を持ち、文学を愛し、犬と戯れて育った。一九八五年三二才でALSを発症して以来、幼子の育児もままならず、介助がなければ食事も排泄も会話も難しくなった。七年後の九三年、呼吸不全から気管切開、そして人工呼吸器を装着して全身性障害者となってからは、患者会に身を寄せ、協会理事の勧めもあって女子大生を雇うようになり（バイトと呼ぶ）、吸引や経管栄養などの処置を教えて自分専属の介助者にしてきた。

二〇〇三年介護人派遣事業を開始。「在宅介護支援さくら会[1]」の事業主かつ唯一の利用者として、三六五日すべての時間を家族以外の者の介護を受けて暮らしている。橋本は、おひとり様仕様の在宅人工呼吸療法を実現し、そのうえ経済的にも自立した。我々はそんな橋本を「さくらモデル」と呼ぶ[2]（別名「社長モデル」）。究極のロールモデル、世界中の患者から羨望の眼差しを注がれる最強のＡＬＳ患者を目指して。

だが、大胆な行為とは裏腹に心労は絶えない。長岡紘司が妻子の介護を当然としていた、いわゆる「おやじモデル」であったのとは対照的に、橋本は介護者の養成が最大の課題である。既婚の女性患者にとって、介護者の確保が生死を分かつ。一家の働き手である夫には頼れない。四肢麻痺の妻を介護するなど期待できない。ついには、呼吸器も断念することになり、既婚女性の生存率は、既婚男性に比べるとかなり低くならざるを得ない。家族の人生を脅かさないよう、家族の負担を最小限にとどめるためには、家族から離れるのが生存の道。女性患者であればなおのことだが、橋本は入院ではなく、自立を目指した。

事業所経営が軌道に乗るやいなや、事務所を兼ねたマンションを借りて独り暮らしを始めた橋本は、福祉タクシーの窓から偶然ペットショップを見かけるや、すぐさま下車し、ミニチュアダックスフントとシーズーのミックス犬を衝動買いした。

スープの冷めない距離ではあったが、家族のいない空間で、未成年の学生バイトに命を任せ、まったく不安がなかったとは言えない。家族の緊張もマックスであっただろう。橋本には癒しの子犬が必要であった。スヌーピーとＳＭＡＰのグッズで激しく飾られた部屋を見れば、橋本自身へのエンパワメントと学生バイトへの気配りが伝わってくる。そこは、おおよそ還暦を過ぎた女の部屋ではない。

橋本が責務を全うしようと「社長モデル」を始めて三年目。二〇〇六年に横浜で開催されたALSの国際シンポジウムで「人道賞（ヒューマニタリアン・アワード）」を受賞した。これは神経難病業界の金メダルのようなもので、このときから橋本は世界でもっとも有名なALS患者になった。例年は欧米の医師か患者会のセレブが受賞してきた賞だが、当事者としては初の快挙である。日本ALS協会初代事務局長、故松岡幸雄の妻で、この賞の前受賞者でもある松岡佑子の根回しもあったのだろう。同時通訳者として国際的に活躍していた佑子は、幸雄の死後『ハリー・ポッター』シリーズの翻訳と出版で幸雄が残した静山社を立て直し、二〇〇一年のウーマン・オブ・ザ・イヤーに輝き、日本ALS協会にも多額の寄付をしていた。

松岡事務局長の遺志「日本でALSの国際会議を開催する」を達成するために、佑子をはじめALS協会の支援を受けて橋本は二〇〇〇年にデンマークに飛んだ。それはひとつには国際会議を日本に誘致するためでもあったが、オランダで成立したばかりの安楽死法に物申すためでもあった。

橋本は思い立ったら即行動する。ただし、自分以外の別の身体を動力源として使うのであるから、適材適所に仕事を分担することが橋本の仕事ということになっている。NPO法人さくら会の設立もそうだった。周囲から賛同を得られず、尻込みしていた私に「チャンスの神様は前髪しかない」とメールで檄を飛ばしてきた。日常も自由自在に外出している。学生バイトに車椅子を押させて、池袋の西武デパートに駆け込んで、来客のための惣菜を買ったり、夜中にコンビニに出かけて学生バイトにアイスクリームを食べさせながら戻ってきたり。ある夜は橋本から「そうだ、明日京都いこう」というメールが届いて、翌日に日帰りで紅葉狩りに行ったこともある。人工呼吸器を装着しながらのこの機動力と発信力は特筆に値する。橋本の学生バイトたちは、橋本の口を読むと同時にiPadやスマートフォンに文字を打ち込み、送信する。こうしてITを駆使して一度に複数の人に伝令を飛ばす速さは、健常の社長に勝れど劣らない。

科学技術を味方につける

橋本の身体機能は悪化の一途を辿るのに、ITは発展し療養生活の利便性を高め続けている。それで病気の進行とは反比例して仕事は増すばかりだが、人手と資金さえあればALSに罹患《りかん》しようと忙しく生きられることを証明した。また介護にかかる全額を公費で賄わせた。ただ、このようなことも東京だからできた。それでここ数年は毎週のように全国各地に出かけ、地方の患者家族を励まして地域間格差を解消しようとしている。

日本は良くも悪しくも家族主義であるから、家族の義務も問われやすく、家族が家族の面倒を看るのは当然ということになっている。どうしても看きれない場合は、病院か施設に入れられる。しかし、病人も本音では、住み慣れた家に最期までいたいという。

「橋本さんのようになるには、どうしたらいいのでしょうか」。

地方の患者から相談を受けた橋本は、各地の文化は重んじつつも、日本人の心の源泉に訴えるようにして、その姿を地方都市でも露出してきた。人工呼吸器の管が喉につき刺さっている姿も、初めて見る人には奇怪に映るが、医療関係者に挨拶し、マスコミに取材させ、テレビのニュース番組に映ってみせる。

重度障害者であろうとも、機械とつながれば普通に暮らせる。表通りのマンションで暮らせるのだと。しかし、偏見や差別を覆す仕事にはキリがなく、橋本が覆してきたのは「終末期」のパラダイムばかりではないのかもしれない。年齢やジェンダーに縛られずに生きていけることも、失意のどん底から進むべき道が開かれることも、橋本はこの三〇年、ただ生きることによって示してきた。

ここのところ、どこを向いても死の権利、死の自由が目指されている。前もって死に時、死に方、死に場所を決めておけば、最期に達成されるのだという。そして、死を想えばこそ輝いて生きられるということでもあるのだが、呼吸器のＡＬＳ患者は死を見つめたりはしない。むしろ死から目を逸らして生きられるところまで生きるのだと言う。長岡も「生きよ。生きよ。」と言っていた。つまり、最期の瞬間まで諦めずに生きるということこそが、患者の真の権利であるから。ＡＬＳもおよそ三〇年前に政策的に病院から地域に出され、しばらくは医療難民になったが、すぐには死なず、決死の努力で長く生きる者たちが出た。その結果、在宅療養の環境整備が進み、自宅でも呼吸器と共に生きられるレベルに至ったのである。

八〇年代の在宅療養の不毛を生き抜いた長岡、そして、九〇年代の医療技術の寵児としての橋本。二〇〇〇年代には全国各地で自己の確立した強いＡＬＳ患者が出現した。そして現在、二〇一〇年代の日本ではＡＬＳの長期生存の（終末期ではない）プロセスからほぼ三〇年遅れて、一般の人の終末期のあり方が問われている。

◆

橋本みさおは私の同僚であり、毎週のように顔を合わせている。だから、とりたててインタビューというほどのこともなかったが、仕事以外の会話はほとんどしたことがないのでこの際にということになった。

やり取りはいつもと同じ方法、メールの往復で行った。私から会話の口火を切りメールで質問を送信。橋本がiPadでそれを受信。ヘルパーが読み上げ、橋本が口文字で回答したのをヘルパーがiPadに打ち込んで返信する。橋本も長岡同様「口文字盤」と呼ぶ独特の方法で意思を伝える。口をかすかに動かして母音「あいうえお」のどれかの形をつくり、その母音を横列にヘルパーが小声で読み上げていく。該当の音で、わずかに瞼を震わせヘルパーに知らせる。こうして一文字ずつ確定して言葉を紡ぐのである。読み取る側の技術に依存するこの意思伝達方法は、人気漫画『宇宙兄弟』24巻の中で橋本みさおと岡部宏生をモデルにALS患者、田井と幸田のコミュニケーション方法として描かれている（本書第7章参照）。

自己を極める自由

川口　みさおさんは難病患者ALSの未来を飛躍的に明るくしました。世界的に、ALSは生きている価値などないように言われてますし、呼吸器なんてつけようものなら、臨終を思い浮かべるのがふつうの人です。でも、橋本さんは二〇年以上機械をつけて平然としている。オランダやベルギーでは安楽死が法制化され、多くのＡＬＳ患者が自死を選んでいる。司法に訴えて死ぬために法律をつくらせた患者もいますが、じゃあ、その人たちがみさおさんみたいに「自由」を謳歌できる療養環境だったならどうだっただろう。

普通に自宅で生活して、旅や買い物やコンサート巡りなんかで死ぬことも忘れてしまうくらい忙しかったとしたら……。介護というか、人手さえあれば最期まで自宅で生きられるし。死を考える暇はないと思うんだけど、どうですか。

橋本　川口の言い方だと私が遊び呆けているような印象を持たれてしまう！　放蕩息子のような感じを受けますけど……すべては否定できませんが自由の軸がずれています。

外に向かうことを自由と考える人はいますが、中に向かい自己を極める自由もあります。

現在はＳＭＡＰのＤＶＤも見えないほど眼瞼下垂が進んでいますが、見えないものは見なくてもけっこう生活はできます。

日本が重症患者の自由を許していないという点では少し反論が有ります。日本ではなく、日本の患者に問題は無いのでしょうか？　日本の患者は低い税の割に高福祉を受けています。日本では自分に強い意思が有れば自由も保証されています。反対に福祉先進国と言われる国の友人は、生命は保証されていますが、贅沢は厳禁です。日本で国際会議が開かれたときも、彼は国内の協会から海外渡航は贅沢だとみなされて実現できませんでした。

彼は奥さんとお嬢さんとヘルパー一人の三人だけに介護されていましたし、ヨーロッパと北米大陸に活動が限定されていたのです。日本の患者に言いたいことは、日本ほどＡＬＳ患者が使えるホームヘルプサービスが充実している国はないし、選択肢が増えているのだから、ヘルパーがいない、使えないなどと言っていないで、自分でヘルパーを養成してほしい。自立して欲しいということです。

川口　今日は違うけど、みさおさんの発言はいつも濃縮されて出てきます。短く表現される言葉を解釈を加えてわかりやすく伝える作業は禅問答みたいです。

橋本　そうですね、私の言葉は少し短いかもしれません。これは高校の三年間で叩き込まれた書き物の技法でして、文芸部の担当が、私の文章が長すぎると言い続けた結果です。

想像できる部分は言葉にするなと言われて、削る癖が身についてしまいました。川口が厚労省で補足説明に苦労しているのも恩師の教育の成果です。

川口　厚労省の検討会(3)などでも、いつもたいした打合せなしで、みさおさんは短く発言されるんですが、鋭く言われるものだから、他の委員や官僚はわからない。ぽかんとしてしまう。みさおさんは周りの空気を読んで、発言に時間をかけないので、すごく短く発言するんです。重要な会議でみさおさんの放った濃い言葉に解釈を加える私は重大な役割を担ってるんですが、時には申し訳ない気持ちになる。だって、みさおさんの言葉を希釈して、万人にわかりやすくしてしまうと、川口の考えがどうしても付着してしまう。別の解釈もありえるだろうと思うんです。でも、みさおさんはそれでも大筋が合っていればニコっとしてくれるから、それがOKの合図で、ああ、そんなに意味はずしていないな、良かったと思うんだけれども、私も便乗して言いたいことを言ってますから。だからこういうメールの往復書簡でなら不純物なしですね。みさおさんの言いたい通りに長い文章で戻ってくるので。自分の言葉で表現されるので、普段できないような複雑な話もしましょう。ところで、さっき言っていた「内面にこそある自由」についてもう少し詳しく説明をしてください。

動けないことに問題はない

橋本　生来、体を動かすことが苦手ですから（私が運動しても誰も喜ばない）。本と音楽と犬さえいれば何の不自由もありませんでした。発症してからはさらに進んで、考えごとと音楽さえあればいいと思うようになってしまいましたが、他の人々のために考えた結果を公表しているだけで、個人的には考えや思いを外に出すのは好きではありません。だってそうでしょう。宇宙の歴史の中では、個人の一生なんてなんの役にも立ちません。父は幼い頃から「朝に学べば夕べに死すとも可なり」と耳にタコができるほど言い続けてくれました。学ぶということを、私は都合良く解釈して、「知りたいことを知ること」と思い、還暦を過ぎました。

好奇心はいつも自由です。たとえ発信できなくても本があれば私は自由ですから。哲学や古典文学を集めています。これは未読の分野ですから楽しみですね。聴覚がなくなったら、点字を覚える楽しみがあります。

いつも人は楽しんでいることを社会に知らせなくてはなりません。体育会系の人ならば二回人生を楽しめます。説明しても内面の自由はわかりづらいものですが、病人がずっと夜の国に住んでいることを想像してほしいと思います。

ひとつだけ言えることは、内面の自由は無限ですから、外で動くよりはずっと楽です。でも、これはなかなか理解の難しい自由です。

川口に出会った頃から「私は生まれついての要介護」と言い続けていますね。食べることも執着しないし、眠ることと考えることの邪魔さえされなければどうでもいい人です。

二〇年間植物状態にあった人が実は全部聞こえていたというニュースを最近よく耳にします。あれこそ私の理想です。

人は与えられた使命を持って生きています。

私自身の楽しみや自由は使命を果たしてから楽しもうと思っています。どのくらい楽しめるかは謎ですが……。もともと動けないことは全く問題ありません。もともと便秘なので食べたくもありません。

これは嘘ではありません。

それでは考えることができない人の命の価値観に意味がないのでしょうか。

それは違います。現代社会が理解していないだけです。

橋本の状態を見て、高名な研究者が、ヘルパーが勝手に意見を述べていると言ったのは去年のことです。研究者のALSへの認知はその程度のものです。

ALSの国際同盟会議（アライアンス）のロドニー・ハリスでさえ私の発言は私の言葉であると知っているのに、臨床を離れた研究者の無知は怖い……。

川口　ロッドが会長を務めているオーストラリアの患者会は人工呼吸器には否定的ですね。呼吸器患者の日常生活をまったく知らないロッドでさえも、呼吸器の患者が意思を持ち発信できると知っているのに、ってことね。日本の偉いお医者さんが患者のコミュニケーションに興味がないというのは困ったことだわ。

橋本　政策をつくるのは頭の古い医者や研究者なのだということを私たちは知らなければなりません。私は同時多発的発信者なので厚労省でも川口がいつも苦労していますが、今回の文章も一般人に理解できるように整理してください。

　時間が惜しくていつもたくさんのことを同時に考えています。

川口　時間が惜しい……。ならばなおさら、一つ一つのことを大事にして、自分の体も大事に扱ったらいいんじゃないかと。同時多発なんて言わないで、ひとつの仕事を完成させてから次に進んだらいいのにと私なんかは思う。でもそれは凡人の考えることです。

　みさおさんは一度にたくさんのことを考えて、それを同時多発的に実行に移す手段としての人は世界中にいる。それがどんなに面倒なことでもみさおさんが発信することで、正しいことなら賛同してすぐに動く人が日本中に大勢います。私もその手段の一つ。ＡＬＳは微動だにせずとも大事を成せる。「脳生」「脳業」「マザーコンピューター」と呼ばれる所以ですね。

苦境を生きる責務

橋本　ところで、デンマークのことですが、私には住めそうもありません。二〇〇〇年のデンマークの記憶。ごっつい電動車椅子に乗ってキッチンペーパーで唾液を拭き取る国ですから、ひ弱な私にはとても暮らせません。

　食品売り場も偵察しましたが、私の求めるものはなくて、お菓子を買えば二五・六パーセントの消費税だったと思います。ストロイエに行けばロイヤルコペンハーゲンでさえも日本向けの食器が並び、高級店に行けば日本人スタッフがいるという有様でした。ここは日本人向けだなと誰が行ってもわかります。

でも、再びストロイエには行きたいな、と思っております。TAX FREEなので。ちなみにデンマークでは付加価値税がとても高くて、マークⅡクラスの車が一四〇〇万円するそうです。私のような付加価値人間には住めません。デンマークでも内面の自由は追求できますが、外面の自由がなくなったあとの患者に会えませんでした。全身が動かなくなったALS患者が生きていられるのは日本くらいのものじゃないでしょうか。

イエンス（ALS患者）は音信不通です。数年前にコペンハーゲン大学の教授が来日した時に消息を訪ねましたが、ファーストネームは日本の太郎さんレベルでセカンドネームも鈴木さんレベル、なので探せないと言われました。北欧のアライアンスの役員もしていたのに、残念です。

そういえばアイスランド協会会長のグージョン（ALS患者）とも交流があったのに彼のfacebookに出てきませんでした。デンマークのALSは家族が離れたら終わりかもしれませんね。

お孫さんが生まれた頃は写真がきていたけれど。

川口　イエンスさんは……一昨年亡くなったそうです。去年の今頃は私も知っていたのに、みさおさんはご存じなかったんですね……こうして、毎年、世界各地でALSの戦友がひとりひとり彼岸の向こうに行ってしまう。

私は神仏の縁を感じます。熱心に祈ったからといって病気を治してくれないけれども、私たちの至り知れないところから私たちの運命を采配している。みさおさんもさっき言ってたけど、患者の命なんてちっぽけで砂粒にもならないけれども、生きることで守れるものがある。日本のＡＬＳ患者の三割が機械をつけて生きているということが大変に重要で、人類としても大きな意味があります。今はまだ機械との生活は苦痛ですが、それでも一定の人が生存していけば、人とつながる機械も改良されていきます。進化の過程として生きる意味があるんです。弱い者を淘汰していく弱肉強食も人間の本能ですが、助け合って生きるという摂理も人類にはある。

先日ある記事を読んでいたら、『石牟礼道子全集』完結を記念して開かれたシンポジウムで、「家族ではないから引き受けるべき責務もないのに、責務と受け取って石牟礼さんは『苦海浄土』を書いたのではないか」と高橋源一郎さんが語っていたそうです。それを読んだときに難病患者たちも同じことをしている、と思いました。ＡＬＳ患者さんたちは生きることの責務を感じていますね。

私には患者は十字架のキリストに重なって見えるときがありますよ。そして、近くにいて影響を受けてしまった私まで自分でしなくてもいいことまでしています。まるでＡＬＳの使徒ですね。

橋本　現在も「さくら会」として、ＡＬＳ患者と家族のための支援活動（ピア・サポート）を展開しています。もっとも実際に動くのはスタッフで、私自身は「気合いです」とか、「自分で闘え!!」と、なるべく多くの患者さんに、「檄」をとばすことしかしていません。

ＡＬＳは難病であると同時に最重度の障害者でもあるのですから、ハンディが多い分の努力が必要であると思いますし、患者や障害者のニーズに対応するのは福祉行政の責務だと考えています。患者が「社会に生きる」ためには、本人の自覚はもとより「医療・福祉・行政」の協力が不可欠です。今ＡＬＳ患者は、存亡の危機にあると言っても過言ではありません。ＡＬＳ患者の生きられる場所こそ、病人や高齢者や障害者にやさしい街だと思っています。

まだ死ぬわけにはいかない

いつになく生真面目な対話はここでいったん途切れた。というのも橋本が体調不良にもかかわらず地方講演に出かけ、戻ってきてから肺炎を患って寝込んでしまったからである。難病患者は疲労回復に時間を要するが、橋本は発熱していても次の仕事に出かけていく。遠方ほど必ず出向く。地方の患者家族、支援の人たちほど、橋本を待っているからだ。

「寝たきりなのに過労死するね」と電話で伝えたら、「今死んだら厚生労働省の研究費を全額返金しなきゃならない。それが心配」と若いヘルパーを介して言ってくる。橋本は難病患者の言葉を医療に活かす研究班の主任研究者を三年前から務めていて、普段は我関せずを決め込んで班員に丸投げをしているのに、感染が弱気にしている。

「大丈夫だよ。遺体にエンバーミング（腐敗しないように処理）して三月末日まで持たせるから」。受話器越しに私の言葉を伝えるヘルパーの声が聞こえた。ベッド上でにやついている橋本の気配を感じた。

註

（1） 在宅介護支援さくら会（橋本個人のサイト） http://www31.ocn.ne.jp/~sakurakai/

（2） 「さくらモデル」は岡本対談（第3章）と中島対談（第5章）でも登場する。介護事業を経営し、活発に消費活動をする橋本は、甲谷の支援者らから「社長モデル」と呼ばれる。一方、生活保護を受けて禁欲的生活を送る甲谷は「出家モデル」。対照的な二人だが、それぞれが自分らしい暮らし方を達成している。

（3） 二〇〇六（平成一八）年一二月～「終末期医療の在り方懇談会」参考人、二〇〇九（平成二一）年一二月～「内閣府障がい者制度改革推進会議総合福祉部会構成員」、二〇一〇（平成二二）年七月～「介護職員等によるたんの吸引等の実施のための制度の在り方に関する検討会」構成委員など多数。

3

支援者になっていく

岡本晃明＋川口有美子

岡本晃明（おかもと・てるあき／支援者）
記者。2006年度日本新聞協会賞を受賞した京都新聞連載「折れない葦」取材班キャップ。医療・福祉・司法分野を主に取材。個人として「ALS-D project」記録係など、難病患者の在宅移行や障害者の居場所づくりに関わっている。

ＡＬＳに出会うまで

川口　岡本さんは『京都新聞』で事件デスクをされていますが、取材という枠を超えてＡＬＳに関わり続けています。「当事者の家族」や「医療・介護に従事しているケア提供者」とは異なる、広義のソーシャルワークを担う支援者という立場からお話をうかがいたいと思います。岡本さんがＡＬＳという病気に出会ったきっかけから振り返りましょうか。

岡本　私はもともと事件記者で「京北病院安楽死事件」（一九九六年）など、医療と司法が重なる分野の取材をしてきました。九〇年代後半から関西では重大事件が多発しますが、自分の中でショッキングだったのが「宇治小学校児童傷害事件」（二〇〇三年）でした。精神障害のある男性が近所の小学校を襲撃した事件で、この事件の構図とも似た「附属池田小事件」（二〇〇一年）が二年前にありました。

私が親しくしていた精神障害者の方たちが運営しているスペースが京都府宇治市にあり、その場に関わりのある方がたまたま事件を起こしたんです。実名で書かれる痛みと、匿名報道で精神障害一般を犯罪に結びつけて危険視する危うさの狭間で、書く側にいるのが大変苦しかったです。容疑者に拘置所で面会を重ねましたが、答えが見えなかった。

ちょうど「心神喪失者等医療観察法」（注：精神疾患の方で殺人など重大な他害行為を行い心神喪失などで不起訴処分になった人に入院などの処遇を決める法律。二〇〇五年七月施行）が制定され、曖昧な「再犯の恐れ」で強制入院させる法律だと反対の声が上がっていた頃です。

その後事件取材から離れ、これからどんな取材をしていこうかと考えていた頃、「安楽死・尊厳死法制化を阻止する会」発足集会（二〇〇五年四月一六日）に参加しました。これが川口さんとの最初の出会いだったと思います。

川口　ああ、そうでした。あの研究会から多方面に力のある方につながっていったんです。

岡本　資料集にあった、川口さんがALSになったお母様への介護の日々を綴った「決められない人のそばに佇んで」がしなやかで、破調のようでいて美しい文章で。挨拶したら全然印象が違って、マシンガントークを食らいました。その集会には、長年水俣病の治療や患者支援に尽くされた医師原田正純さんも講演された。水俣から尊厳死問題へ、「重症患者の写真を掲げ、声高に公害反対を叫んできました。でもそれはいつか障害者は不幸だと、障害者の存在を否定することになっていないでしょうか」との原田医師の言葉に打たれました。自分が事件－司法の領域で取材してきたことと、福祉－医療の領域に抱いていた関心がまさに交差して、自分にとってここが最前線だとリアルに思えたんです。

川口　このとき、原田正純先生が代表で、鶴見俊輔（哲学者）、八木晃介（花園大学教授）、柏原晃一（弁護士）、清水建夫（弁護士）、立岩真也（立命館大学大学院教授）というそうそうたる人たちに交じって、わが盟友の橋本みさおも世話人に名前を連ねました。陰の首謀者は「安楽死を阻止する会」でも事務局をなさっていた清水昭美さんで、かけ回って人を集めたんです。この集会の直前に「相模原事件」（二〇〇五年二月、横浜地裁判決）という、母親がALS患者の息子の人工呼吸器をはずし殺人罪で起訴された事件の判決がありました。世論は一斉に「患者の死ぬ権利」を報道しました。でも事件の背景を調べていくうちに、親子の孤立に見過ごせない問題があった。

岡本　私は当時「実名の痛み、匿名の傷」という連載（『京都新聞』二〇〇五年六月）の取材中でした。同年四月に「個人情報保護法」が全面施行され、個人情報を守ろうとする力と、開こうとする力がさまざまな領域で拮抗し、過剰反応の弊害が顕在化しつつある時期で、記者として切実な問題でした。

医療・福祉領域は特に取材がしにくい領域です。周囲の人間も口が重いし、患者のプライバシーに関わるからと、ケア提供者から「本人の同意がないと……」と取材を拒否されがちで、アクセスが難しい。当事者の思いや言葉に辿り着けない。そのような課題を感じていた時期に、あの集会に参加したのは貴重でした。集会には呼吸器をつけた患者さんもいて、いろいろな当事者が実名でプライバシーも公表し、闘っている姿を知ることができました。

報道記者から支援者へ――ベアさんとの出会い

岡本　私が初めて取材したALS患者さんは、埼玉県の「ベア」さん（谷岡康則さん）という方でした。

「折れない葦」という連載記事（『京都新聞』二〇〇六年一月～六月、同年の日本新聞協会賞）で重度障害者や記憶障害の人、意識障害や貧困で生活保護を受けている方を取材している中で、二〇〇五年末にお会いしたのがベアさんでした。この連載は、仮名のAさんBさんではなく、実名で記事にする方針で臨みました。

ベアさんは独居のALS患者で、フリーライターをされていた方です。彼のことはご自分で作っていたサイト（「極私的ALS日記」）で知りました。胃ろうにビールや日本酒を入れ、どれならスムースにいくか、自分で実験して調べたり（笑）、他にも動かなくなってきた手でキーボードを打つ「尺取り虫打法」や、昔使っていたマイクスタンドを活用して、胃ろうへ自分で注入できる方法を開発したり（笑）。とても衝撃的でした。お会いしたのは息する力が衰え、痰がつかえて、人工呼吸器をつけるかどうか非常に苦しくて悩んでおられた時期でしたが、この目の前にある、一人で生きていくときの工夫や、そこから笑いをも生み出す力に魅かれました。

取材を重ねるうちに「自分がどうなるかを最後までドキュメントして」「見届けます」と約束しました。そして独居に挑む姿を「折れない葦」で連載し始めました。

しかし連載の途中で、彼は夜間に転倒し、自分で起き上がることができず亡くなってしまった。私が彼の記事を書くことは彼の生き甲斐でもあったと思えますが、一方で相当リスクの高い独居にこだわることにつながった。今でも、やり切れない思いがあります。「この借りは返したい」というと変ですが。ずっと背負っていかねばと思ったんです。

川口　岡本さんに依頼されてベアさんを独居させるために、埼玉でも重度訪問介護の制度も使えるようにして、夜間の見守り介護をつけようとしていた。早く実現していれば死なずにすんだと思うと、とても残念。間に合わなかった。

岡本　ベアさんが亡くなった後、奥様やお子さんともお話ししました。「ああいう生き様の人だから」とはおっしゃっていただいたけれども、離れて暮らしていたご家族とお会いして、「独居」を実名で報じることが家族にとって、肩身が狭くつらいことであったかも突きつけられました。宿題をもらったというか、ベアさんとの出会いが、今の報道や独居支援に関わることになった原点です。

ベアさんは亡くなる直前、本の企画書を送ってくれました。呼吸器をつけて全介護状態で暮らすことを見越した章立てがされていて、各章で何に直面し、何に悩むのかの概要まで書かれていました。その一節を少し読みます。

第6章　それでも介護は終わらない

全介護までは秒読み段階を迎えた。迫り来る独居生活の終わりのとき、何が待ち構えているのか。色濃くなる死の影が怖くないわけではない。だがまだ生きている。生きているからこそ、生き続けるのだ。

こんなふうに書かれている言葉も胸を打ちますが、「各章をこうして……」と企画し、体験を誰かに届けることに懸けている彼の思いが強く感じられ、たまらない思いがします。

川口　死ぬ気なんて、まったくない人でしたね。本を出すというのも、彼にとっては生きるよすがというか、何か目標だったのだと思います。

岡本　お会いした当初はまだギリギリ壁につたって歩けましたが、お酒が好きで、「足がふらついているのはALSのせいなのか、ただの千鳥足なのかわからない」なんて言ってみたり（笑）。生きることのヒューモアを強烈に感じさせられた時間でした。

支援プロジェクトの開始――甲谷さんとの出会い

岡本　その年の秋に、川口さんに京都で「独居モデル」をしたいと相談したと思います。二〇〇六年に横浜でALSの大きな会合があって、その横で「甲谷匡賛作品展　A-LSD!――ALSの病床におけるHIGHな出来事」（横浜美術館）という展覧会をやっていて、すぐにピンと来て。京都で長期入院中だった甲谷さんに、川口さんたちさくら会が始めた家族介護に依らず友だちを公的ヘルパーにして二四時間他人介護で暮らす「さくらモデル」を説明し、「独居しようよ」と私が持ちかけました。甲谷さんや周囲の人に初めてお会いしたとき、面白いことが起こる予感にゾクゾクしました。痰やむせかえりもひどくなっていて、人工呼吸器をつけるかつけないかが深刻な時期でしたが、とりあえず「病院を出て町家で暮らそう、川口さん呼ぶから」と盛り上がった（笑）。

川口　当時、甲谷さんは看護師を呼んでも滅多に来てくれないような病棟に入院していて、病院だけど友人たちが付き添いでローテーションを組んで見守りをしていました。最初に出会ったご友人、舞台プロデューサーの志賀玲子さんを私は奥さんと間違えました。で、志賀さんに「病院から出してあげたいんですが、介護は家族でなくてもいいんですか？」と聞かれて、「もちろんです」と言ったら、志賀さん目がキラッと輝いて「じゃあ、私たちで介護やります（二四時間介護）」ときっぱりおっしゃって。舞踏家の由良部正美さんには数日後にお会いしましたが、甲谷さんを見つめる眼差しがホント優しくて、この方は甲谷さんの本質を見つめていらっしゃるから、関係は変わらないなって。これは行けるって思いました。

岡本　川口さんと甲谷さんの初対面の様子はとても印象深いです。川口さんの言葉は、人工呼吸器を装着する／しないという生死の深刻な二者択一の問題を、軽々と乗り越えた。「生きる／死ぬ」を先送りにしているわけではなくて、議論をずらしてしまうというか。「家族はひとつもケアしないで、患者自身が社長になって、素人をヘルパーに育成するの。東京ではそうやって暮らす人が出てきている。関西では誰もやっていない。一緒に風穴を開けようよ」とおっしゃった。甲谷さんはＡＬＳで声を失っていたけれど、瞳で透明文字盤から一文字ずつひらがなを選んで「ぎやらりーがほしい　かふえがしたいにしじんがよい」と。

川口　甲谷さんはベアさんとは全然違うタイプの患者さん。ベアさんは自立を目指していたけど、甲谷さんは最初から他人の支援を前提にどう暮らすかを考えていましたし、実際に志賀さんと由良部さんがいましたから、「甲谷さんは独居で暮らせますよ」と太鼓判を押しました。

岡本　私は、あのとき川口さんは本当に無責任やなぁと思ったけど（笑）。「社長モデル」でいけるよ！なんて、無責任の極みやと思った（笑）。

川口　そうかなぁ（笑）。でも甲谷さんはそこにはとどまらずに「出家モデル」になりましたけどね。

でも甲谷さんも、私が「病院を出て独居するなら、気管を切開しておいてください」と言ったら、驚いて決意が揺らぎましたね。それで京都の甲谷さんの入院先まで新潟病院の中島孝先生を連れていった。中島先生が三〇分話したら、甲谷さんは気管切開すると決めましたね。このときの甲谷さんは、むせがひどいし、誤嚥《ごえん》もしていました。この状態で病院を出ても素人のヘルパーにはケアが難しい。気管分離して食道と気管を分ければ、肺に唾液が入らなくなり、肺炎にもなりにくくなります。だから、人工的でも呼吸と栄養のルートを「実装した身体」にして、機械が身体の面倒をある程度看てくれるのなら、素人でもケアはできるようになる。その準備がないままで退院独居は難しかったと思うわ。

岡本　甲谷さんは「せかいかんがかわりました」と言いました。人工呼吸器は生命の危機のギリギリの段階で選択を迫られるものでも、つけたらはずせない究極の選択でもなく、リハビリの一環として日々使いこなすツールという見方は新鮮でした。

人を惹きつける言葉

岡本　甲谷さんは入院中から「甲開日記」というブログを公開していました。そうした甲谷さんの言葉を創作するセンスにも魅力を感じていました。状況を新鮮な言葉に変換していく能力が非常に高くて、甲谷さんの独居プロジェクト名「ＡＬＳ－Ｄ」も、最初は彼の個展の名前でもあり幻覚剤ＬＳＤにちなむ「Ａ－ＬＳＤ」から。そうやって困難な病の状況も、言葉の力で変えていったんです。

甲谷さんや志賀さんらの友人であるダンサーに次々と声をかけて巻き込んでいきました。「在宅移行」という医療・福祉業界の用語も、彼の手にかかれば「出家モデル」となる。そんな言葉が発せられた瞬間に、家とそこでの生活のイメージが鮮やかに一新されていく感じがしました。周囲はダンサーで、甲谷さん自身が自分の身体状況を客観的に見る力があり、さらに面白い人が次々に集まってきたし、私も「仮設」をテーマとする建築家ら面白いと思う人を巻き込んでいきました。

一緒にプロジェクトを始める頃に「プライバシーはナシね」という約束もしていました。本人が全部開いてくれる覚悟があればやれると思っていたし、甲谷さんも「何を書いてもいい」と言ってくれた。先ほどベアさんの話の中でも実名にこだわったと言いましたが、これは支援をしていくときに重要なポイントだと思います。

川口　甲谷さんの言葉は印象的なものがたくさんありますね。私が覚えていて好きなのは、「治療と研究と修行をあわせるには、芸術が要になるという言葉がありました」（笑）。

岡本　これは甲谷さんいわく、シュタイナーの言葉だそう。しかし、ほんとにシュタイナーがそう言ったのかは未確認です。他にも「顔を背けるから気づけない。背いているのに気づけていれば、とりあえずOK」とか。短い言葉だけど、深く読めるんですよね。「私には出来ないことがある。私自身にしか出来ないことがある」とか。

川口　みんなが惹かれていく言葉がたくさん出てきますね。甲谷さんの言葉は、特に芸術家や建築家をやる気にさせる。

岡本　そうですね。気管切開して「ずいぶん風通しがよくなった」など、ケア場から新鮮な言葉が生み出されていく。「ALS－D」の「D」には、「ドキュメント」や「独居」や「ダンス」といったいろいろな意味を込めています。生活保護の他人介護料や公的介護の支給時間を伸ばす行政交渉、透明文字盤や金魚を水槽で飼うときのチューブを意志表示装置につなぐなどのＡＬＳ介護のローカル技術を「スイッチ研」として継承するプロジェクト、痰吸引など医療的ケアを含むヘルパー養成講座など、さまざまに展開していった。ＤＪや振付家、ダンサーらが長時間介護を担い、身体と生活、コミュニケーションについて深い対話を交わすのはアートの存在意義を問う鮮やかな反転でしたし、映像とインスタレーションをつくって二〇〇九年度のグッドデザイン賞まで受賞しました。

場をつくること

川口　みんなで大きな家を借りてそこに住み、ボランティアでなんとか生活をしていく事例は他にもありますが、ＡＬＳ－Ｄは容れものをつくるところから凝っていますね。さらに言えば、京都で制度をつくるところから始めている。みんなで新しいことを同時多発的に、しかも短期でやったことは非常に特徴的です。

岡本　「新しい場所をつくる」とひとは簡単に言うけど、現実に家を借りて全改築の工事まで素人が担うのは相当な力が必要です。甲谷さん本人は喋れないし手も動かないので、家の契約だけでも大変でした。ヘルパーら家族以外の人が二四時間出入りして、しかもそこにダンススペースを併設して踊ります、なんて言われたら、大抵の大家さんがびっくりするしね（笑）。でも、ものをつくる共同作業は介助という共同作業とはまた違った面白さがある。テーマの立て方が普通ではないから、ケア専門職以外にも面白がってくれる人が広がる。「踊る身体と動かない身体の共存」で場をつくるのは、しっかりとしたプロジェクトやったと思います。

川口　でも最初は甲谷さんも全部開いていたけど、途中でつらい時期がありましたね。ＡＬＳはコミュニケーションが徐々に難しくなっていく病気なので、しんどくなっていくうちに、介護を任せる相手を数人に限定したことがあった。介護を拒まれたり、甲谷さんの身体に触れてケアをしていた人ほどきつかったと思います。でもこれは甲谷さんだけではなく、どんな患者さんにも起こること。みんな病気が進行してコミュニケーションがだんだんとれなくなってくると、苛立ちを周囲にぶつけたり孤立したりすることもある。最初は開いていても、殻に閉じこもっていくときもある。

運動がもつ、「スター」をつくる暴力性

岡本　ケアのしんどさがあるときでも、私は独居の中のキラキラしている部分を書きましたし、それは読んでくれた人から「勇気をもらった」と言われたこともあります。でも、ベアさんのときとの反復ですが、キラキラだけで塗りつぶすと本当に難しくなっていく。これはメディア一般に言えることですが、障害や病気や貧困を「地獄絵図」のように描くか、それとも頑張っている「スーパースター」のように書くかの二者択一に陥ってしまい、その両方を同時に書き伝えていくというのは難しい。独居の家は常に観衆がいる舞台のような場だし、実験的でみんなが見ていればこそ、余計につらい部分もありますよね。

同時に、友達が少なくコミュニケーション能力や特別な才能に恵まれてもいないスーパースター「じゃない人」はどうしたらええねん、という問題にも行き当たりました。

川口　甲谷さんは最初に会ったときからスーパースター。いつも甲谷さんが「あとの人がつづくことが

できる道をつくりたい」とおっしゃるのが印象的でした。

岡本　「あとの人がつづく道をつくりたい」と言うものの、周囲から「甲谷さんは特別だから」「私はあんな風にはなれない」とみなされてしまっては、一般化される道にならない。しかしこれはＡＬＳに限ったことではなく、突出した誰かが最初に「スーパースターモデル」をやらなければ運動の突破口が開けないのも事実だし、だからこそ自身のプライバシーを全部開ききる覚悟もいる。もちろん普通の人以上に。実名を晒す痛み、開いて引き受ける苦しみは確かにあります。周囲が「いいね、すごいね」と言い続ける暴力性や、周囲の期待を背負う重圧にも目を向けないと。

川口　そうですね。モデルだからね。最前線でスターとして振る舞ってみんなを先導する人にも葛藤がある。みさおさんこそ自立した女性患者のロールモデルですが、かなり酷使してます。「参考にならない」みたいに言われることもあるし。当事者運動の最前線にいる人たちが切り拓いて舗装された道が、そのまま幹線道路になってあとの人がスムースに通れるものになれば良いし、それを目指しているけど、課題がたくさんありますね。

甲谷さんは京都の障害者運動とつながって行政交渉にも取り組んでこられたけれども、従来の「運動」とは一線を画しているようにも見えますが？

岡本　どうやろ？　ただ、甲谷さんの持っている運動性は、単純に「そうだそうだ！」とみんなと一緒に声を上げるのではないやり方だし、彼は最初から独自の方法を持っていましたね。例えば、甲谷さんは日々の散歩を運動系の行事より優先することがあったけど、後で振り返ると、甲谷さんらしいと納得できる。お寺などを巡る散歩は六年以上、雨の日も雪の日も欠かさず続けておられて、それもある種の

「運動」なんだと思います。

川口　「修行」は「運動」です。

岡本　散歩といっても甲谷さんは歩けないから、ヘルパーさんが押して歩く（笑）。車いすも電動やないし。京都の鞍馬寺なんて、急斜面の石段が何百段もあるのに、みんなで抱えて登った。

繰り返しになりますが、甲谷さんは新鮮な言葉を使って問題の答えを二択ではない方へとずらしていくし、加えて言葉や文字だけのコミュニケーションではなく、身体を含めた発信をずっとされていると思っています。その別の例として、もう一人紹介させてください。宇治市にある精神障害の当事者の方たちが立ち上げた憩いの場に通う石井雄一さんです。

「怪獣新聞」（www.kaijyuusinbun.blog101.fc2.com）を出しておられて、怪獣や「なぞの人」を絵や言葉にしています。「自分の石が池に沈むなぞの人」「息がさよならする怪獣」……次々に怪獣が生まれる。アール・ブリュットみたいに、障害当事者を天才とか芸術家みたいに言うのはそそられない。アートといった評価軸に回収するのではなく、ただ彼の言葉と怪獣は強烈で、強く心を打たれる。当事者の方がぽろぽろと落としていく言葉や表現を、私は拾い集めて発信していきたい。

患者の匿名性・自治体の守秘義務

川口　例えば、同じ地域の一〇〇メートルも離れていないところに同じALSの患者さんがいれば、片方の患者さんになされている介護を参考にして、もう片方の患者さんの支援もできるはずです。以前は保健師さんが患者同士を結びつける役割を買って出ていた。しかし、いまこうして公的機関に守秘義務が入ってくると、保健師さんも善意だけでは動けなくなってます。私たちもどこに同病の患者がいるのか、市町村に照会できなくなった。患者会なら会員同士を引き合わせることができますが。

岡本　確かに、患者間や人と人をつなぐ保健師ら行政の力は弱まったと思います。匿名化されたケーススタディや学術論文は積み重なっていきますが、「あんたと同じ病気のAさん、近くに住んでいるから一回会ってみたら?」といった関係をつくっていく力を、プライバシー保護の壁で行政は持ちえなくなってしまった。

川口　震災後は特に問題になりましたね。区に問い合わせしても、患者がどこにいるのか教えてくれない。もしかして、自治体行政は難病患者の実態を把握していないのではないかと言いましたよ。結局、個人的つながりで安否確認や物資の支援をしました。個人情報保護と守秘義務の弊害です。

岡本　患者団体や運動全体を見ても、実名で活動している人は少数で、きっかけがないことや仕組みのせいで匿名にされて埋もれてしまう人もいます。手をあげて自分の名前を表に出せる勇気という以前に、その状況にまで辿り着くことができない人がまだまだおられます。家族や職場への気遣い、ケア提供者への思いやりから、匿名の存在になり、意志表示の機会や具体的な状況説明の機会さえも奪われていく。

川口　難病の人は特に。遺伝性の希少疾患だと個人が特定されてしまうことを恐れて、患者は匿名を選択せざるを得ない。患者差別が現存するということです。でもそれでは患者会もつくれないし、情報提供ができない。意志表示の機会や具体的な状況説明の機会を奪われて何も進歩しません。生活支援って患者が自分のやってきたことを公開していくと、他の患者さんが共感して、そこにニーズが見えてくる。課題も見つかっていきます。匿名や守秘義務は、本当に難病患者を守るツールなのかを考えて。

岡本　甲谷さんを支援していた時期は、尊厳死法制化が進められた時期でした。厚労省が「終末期に関する意向アンケート調査」を実施しましたが、これも根は同じ問題です。「尊厳死を望む割合が○パーセントです」というのは、匿名化されると個別の背景事情が切り捨てられ、統計だけの話になってしまう。「固有名詞ではどうなのか？」という問いを持たねば。単純すぎる設問で「多数意見はこうだから」と、論調が大きなうねりを増幅するのは怖い。メディアの自戒を込めて、問いは収斂させるのではなく、拡散するべきですね。「ALS‐D」はまさにそうでしたが、二者択一以外の答えを探し、そもそもの「迫られる選択」をずらすことも大事かもしれない。

情報の透明性

川口　先ほどもキラキラと伝えるか、苦しみとして伝えるかという話もありましたが、岡本さんが支援者としてではなく、仕事として報道機関にいて難病や障害を報道する際にも、書けることと書けないこと、書かないことなど意図が入ってくるときが多々あると思いますが、そのへんはいかがでしょうか。

岡本　「どこを書くか／書かないか」という点は、社会に広がるメディア不信と深く関係していると思います。日本の新聞ジャーナリズムは記事を「何々がわかった」というスタイルで書いてきた。あたかもジャーナリズムは情報をすべて掌握していて、そのうえで「何がわかった」と書くことがスクープとされ、業界内では評価軸になってきた。一方、記者が日常的に積み重ねている「話すことない、帰れ」と取材相手に言われる部分や、プライバシー保護の壁を越えられなかった体験は記事にしてこなかった。しかし、秘密保護法ができた以上、そこは変わらねばならない。報道側は「答えてもらえませんでした」と書くのは負けだと思っていたけど、これからは、そこも明らかにしていく必要がある。何が秘密にされ、何が公開を阻む壁となっているのかを可視化し、私たちメディアのある種の弱さも認めていかなければならないと思います。

病気や障害に関する報道でも同じです。身元が不明のまま保護され放置されてきた認知症高齢者の問題や、知的障害がある累犯窃盗の受刑者の問題、施設で暮らす障害者、決める力が弱くて支えがいる人たちの声を直接取材するには壁がある。当事者の声を聞かず、医療者や施設側の声しか取材できていないのに、あたかも全体の声のように報じては問題を歪めてしまう。

川口　悲惨な現場はいくつもあるのに、プライバシーの壁で表面化しない。岡本さんが報道した、長岡京の事件（二〇〇七年）は氷山の一角、表面化したレアケースです。ある医者の義母がALSになったんですが、義母に告知せず看取ったという。医者は「恐怖を味合わせずに平穏に看取れてよかった」と堂々と専門誌に書いたから、気づくことができましたが。「ALSは告知しない」という古びた話が学会でも推奨されそうになり、ALS協会でも抗議しました。結局、掲載した専門誌は謝罪を載せましたが、報道によって明るみに出なければ、同じことをする医師が続いてもおかしくなかったでしょう。

岡本　ある時期まで日本の尊厳死・安楽死が議論たり得たのは、法律の殺人罪が適用されたからです。捜査機関が刑事事件として医療現場に介入していたからこそ、司法の俎上で議論にすることもできたし、報道もしやすい面がありました。いわゆる安楽死事件が「逮捕された○○医師に問題がある特殊ケースであって、尊厳死の是非について広範な議論が必要」と、尊厳死の議論を進める方向に回収されかねないにせよ。しかし、捜査機関が立件に慎重になると、問題の質が変わってくる。

川口 確かに、安楽死が刑事事件にならなくなってきました。二〇〇八年の「終末期医療のガイドライン」に則ってやっているということになって、その後は刑事告発もされなくなった。

グレーゾーン

岡本 ガイドラインの話になったので、医療的ケアのグレーゾーンについて。社会的に「グレーゾーン」という言葉自体が早く解消すべきもの、といったニュアンスととられていますよね。法的には解釈の余地、という肯定的な意味があるにもかかわらず。

川口 名前のせいでしょうか。「ライトブルーゾーン」とかだったらいいのかな（笑）。

私はグレーゾーンとは倫理の働く場だと思っています。さまざまな立場の人が手探りで議論していける場所だ、と。よくない使い方をされることもあるけれど、「違法性阻却」といって法律にはないけど相談すれば可能なこともありますよね。そこは残しておかないといけないし「何でも法文に従わなきゃ」だと大変なことになる。

岡本 法のグレーゾーンに対して、早く白黒つけなきゃという社会的圧力や風潮が、二〇〇〇年代後半から急に強くなったように感じています。粘り強く議論し続けたくないからでしょうか。尊厳死のマニュアル化も、それができればマニュアルに従いさえすればよく、現場は個別性や倫理に悩んだり考えたりしなくて済む。

川口 議連が用意している尊厳死法案ではかえって問題多発して、訴追される医者が増えるわよ。よく読めばわかるけれど、これでは終末期の問題は解決できない。結局、死ぬためのマニュアルで良いものなんてつくれないと私は思うけど、一定必要なことは認める。

岡本　川口さんの都合のいいところはここやねん（笑）。グレーゾーンが必要ってさんざん言ってたのに、場合によっては「良いマニュアルならつくってもOK」とか言ってしまうから（笑）。

川口　あくまでグレーゾーンがある中で、多少の決まりごとが必要って言うときもあります（笑）。

岡本　そもそも刑法は基本的に、「生きろ・殺すな」と命じている。尊厳死問題で遺族を取材するたび思いますが、過去は変えられないが、死の選択に関わった人たちは、それがよかったのか悪かったのか、心の奥底に抱えておられます。しかしずっと考え続けていくのは過酷なことだし、死を早める方向に関わった経験がある人たちが自分の決定は誤っていたと思い返すのはあまりにつらい。倫理学の講義のように、是か否かをフラットに議論する心情にはなれないでしょう。「尊厳死」的な経験をした人がこれほど増えると、議論できる地平にはなかなか立ち返ることができない。そこはどうなんだろう、川口さんはメディアでALS患者家族として発言を続けておられるけど？

川口　是か非かという議論はしたくないんです。すでに、尊厳死の名のもとに、親の治療を差し控えて看取った人の数は膨大ですが、だからこそ、法律によって終末期を一律に定めるってのは、おかしい。ヘルパーの医療的ケア問題もそうでした。一定の仕事は資格がなければできないとか。でも過去、必要な何かを築いてきたのは困っている人の決死の、時には違法ギリギリの行いだったでしょ。そんな滅茶苦茶をやってる事実がやっている人たちの顔と一緒に開示されて伝播して問題が可視化して、初めて国でこれは何とかしなきゃってことになる。でも、法律で整理された途端に個別性への配慮は消える。

「みんな同じじゃない、何か文句あるの?」になってしまう。
私は生き方同様、終末も一人一人違っていいと思うし、治療をしたくない人には医療を差し引いてもいいけれども、介護は絶対必要。でも今の介護保険では十分にできない。家族は病人を苦しめてるんじゃないかと後悔しても、自宅で最期まで介護できる人は少ない。
独居者はなおさら介護が問題。多くは手の打ちようがない。それで「延命治療」のせいにしている。法律がどうしても必要というのであれば、むしろ最期まで普通に生活できることに力点を置いたものを考えたいです。だから、私は終末期にも応用可能な介護技術の研究と実践をして、それをメディアに露出していくし、私の経験としても語ってきた。ALS患者さんもメディアに自分の生活をさらけ出すこと自体が運動で、文化の継承みたいなところもありますね。

岡本 川口さん、テレビ出演重ねるたび、いきいきしてない?かなんなあ(笑)。もちろん本当は逆で、お母様の看取りや人工呼吸器の選択を語るのはとてもつらいことと思います。

川口 はい。まあ、呼吸器をつけなかった人のご遺族の気持ちを考えるとね……。

岡本 安楽死・尊厳死法制化に反対するオピニオンリーダーを引き受けておられるのは過酷で、勇気がいる。
いたわり合うがゆえに語れないALS患者や家族、支援者やヘルパーのたくさんの声なき声を抱えてメディアや現場で語り続けておられるのは、とても重いことです。私も匿名や沈黙が支配する痛ましさをどうすればほぐせるのか、できることを探していきたいです。

4

生きのびるための、女子会

大野更紗＋川口有美子

大野更紗（おおの・さらさ／当事者）
上智大学外国語学部フランス語学科卒業。現在、明治学院大学大学院社会学研究科社会学専攻博士前期課程に在籍。2008 年、自己免疫疾患系の難病を発病。皮膚筋炎、筋膜炎脂肪織炎症候群。絶賛生存中。著書に『シャバはつらいよ』『困ってるひと』（いずれもポプラ社）など。

密着から「蘭の花」へ

大野　『逝かない身体』（医学書院、二〇〇九年）は川口さんがお母様の介護にあたられた一二年という長い期間の記録ですが、それ以前から患者会の活動を始めてらっしゃったわけですよね。

川口　そうですね。あの本は、時代の風潮が患者から人工呼吸器をはずすほうに向かっているから書いておかねばと思って書いたものです。

大野　初めて川口さんのことを知ったのはあの本だったのですが、それ以前の、まさしく介護の真っ只中にいるときの川口さんはまったく存じ上げませんでした。当初は、安楽死に賛成だったとか。

川口　賛成どころか、安楽死がどうして法制化されていないのだろうと思っていました。それが二〇〇〇年頃で、その年にうちの母がトータリィー・ロックトイン（Totally Locked-in State, TLS）という完全にコミュニケーションができない状態になって、いたずらに生かされているだけだと思ったんです。それで「私が殺してあげないとかわいそうだ」と。

一般的な発想だと思いますよ。母を最初から在宅で看ていましたから、一対一でずっとそばにいるわけです。それで朝から晩まで母の顔を見ていて、一方的に話しかけるんですが、向こうからは反応が返ってこないでしょ。母は私の声を聞いていて、ちゃんとわかっている。しかしアウトプットできないジレンマで、血圧は上がるし、脈は高まるし、本当にかわいそうだと思いました。それで「私が殺してやらなきゃ」と。でも殺せなかった。家族がやるのは無理。ちょうどオランダで安楽死が法制化されたので、どうして日本は安楽死できないんだろうと思って、立岩真也先生や清水哲郎先生など、学者に「どう思いますか?」とメールをしたんです。

それで応えてくれたのが、立岩先生でした。しばらくして聞き取りに来てくれて、お台場で八時間くらい議論しました。あれは忘れもしないお台場です。難病家族のオフ会でバーベキューをしていたとき。立岩先生はそのとき、たとえ母が意思を表すことができなくても、双方向のコミュニケーションができなくても、よいのではないか、聞こえているだけでよいのではないか、とおっしゃられて。そこから私、いろいろな人の話を聞いたり、本を読んだりしないといけないなと素直にも思いました。それまでは、母のことを相談しても誰も反論しなかったんです。むしろ同調して「そうだよね。どうして呼吸器はずせないのかね」と共感してくださる方が多かったのです。

本にはその辺りの経緯が書いてあるのですが、実際にはその後、一対一の家族介護がいけないのだ、介護している自分がしんどくなると、母の生に否定的になる、それがいけないのだ、とわかってきて、自分のストレスを改善しようと。それで介護事業所を立ち上げて、自分を母から引き離しました。家族との関係はピタリとくっついているよりは少し離れて風通しをよくしたほうがいい。そうすると見えてくるんです、母の尊さが。

私と母の間にヘルパーさんが入ってきましたよね。しかも複数ですから、みんないろいろなことを言うわけです。私と妹だけで母の介護をしていたときは、もう窒息状態でした。だから「早く死んだほうがよい」とか、自分がつらいことを母の病気のせいにして、治療の継続に否定的にならざるをえませんでした。自分で介護しなくなってから、私は楽になりました。母も楽になったと思います。自由な時間が持てるようになりましたし、フラメンコをやったりチェロを弾いたりできるようになりました。それからヘルパーさんはヘルパーさんなりのセンスで母を看ますから、私なんかより大事にしてくれる人もいるわけです。

大野　他の人がお母様を看たりケアしたりする方法から、学ぶわけですね。家族は他人が病人を介護する姿を見て、病人に対する態度を学び直しますね。

川口　そう。ヘルパーさんたちの感性から随分教えてもらいました。やがて病んでいる母を相対化して見られるようになると、どうも苦しいばかりではなく、安らかな時間が結構あるんだということがわかってきました。遷延性意識障害やＡＬＳの患者もそうですが、だんだん眠っている時間が長くなる。それを世間は意識混濁とか衰弱とか、昏睡とかって否定的な評価をするんですが、結構気持ちよさそうなんで。

大野　川口さんのお母様は、途中からＴＬＳになられますよね。私も薬剤の副作用でショック状態になったとき、「半ばロックトイン」くらいの状態になったことがあります。『潜水服は蝶の夢を見る』という映画がありますが、これはぜひ見てほしいですね。エンターテイメントとして成立している「芸術作品」ですが、異様なまでによくできている映画です。「意思表示する術がない」状態における身体感覚、知覚感覚がフラッシュバックしてきて、眩暈を覚えるほどでした。

川口　なるほど。私はこう思うようになったわけです。ただ眠っている時間が起きている時間より長くなるだけではないかと。だったら「眠っているのに殺さなくてもいいだろう」と。そして、身体が鎮まったら、ヘルパーさんがパジャマを買ってきてくれたり、爪を塗ってくれたり、それはそれはみんなで大事にしてくれるようになって。まるで温室の花のように、湿度や温度、水分量など計測して、計算して、注意深くケアしていた。そこから「蘭の花を育てるように植物的な生を見守る」というフレーズが出てきたのです。

大野　一人ひとりのヘルパーさんもそれぞれの人生観がある。そうしたいろいろな目線が入ってくると、気持ちも変わってくるのでしょうね。

川口　ところで、大野さんが『困ってるひと』（ポプラ社、二〇一一年）を書かれたのはどういうきっかけでしたか。

大野　二〇〇八年に「筋膜炎脂肪織炎症候群」と「皮膚筋炎」を発症しました。いわゆる自己免疫疾患系の難治性疾患ですが、レアケースで、診断名がつくまでに一年強かかりました。私はずっと過剰なまでの健常者で、入院したことなんてなかったんです。福島の里山のなかで、イワナが泳ぐ小川のせせらぎを聞きながら育ちました。クレソンが雑草ではなく、高級な食べ物だということを上京して初めて知ったくらいです（笑）。子どもが少なく、老人ばかりで、いわゆる「限界集落」のような場所です。

ですから何でも一人で遊ばなければいけないようなところで、家の中で本を読んでいるか、里山を駆け回ってそのへんの老人と戯れるか、そういうことばかりしていました。おじいちゃんとおばあちゃんがいましたが、大正生まれの東北の農家の典型的なパターンで、朝の五時から日が暮れるまでずっと畑仕事をしていました。

東京に来て上智大学外国語学部フランス語学科に入学し、一番驚いたことは、都会の人の親子関係はこんなに密着しているのか、ということでした。どこの学校を受験するかとか、どこの大学に進むかとか、ご両親と相談したりしている。批判しているわけではなく、単純に驚いた。私にとって両親というのは何かを判断するときにその材料としてインフォメーションを要求する相手ではありません。一生懸命働いてくれていて、私がやりたいことには何でも賛成してくれるのですが、それは両親が私のことをとても好きだからとか、過剰に突き放しているとか、そういうことではなく、ただ単に「わからない」からです。両親は、進学校に通って、どうやって都心の大学に進むのかということに特に関心もないし、まず、知らない。

川口　あまり路線を敷かれなかった。

大野　というか、敷くべき線路を彼らは持っていないんです。大学一年の夏くらいからミャンマー難民の研究フィールドワークを始めたのですが、それを始めたときも、「それは地球のどのへん?」と。「ちょっと難民キャンプに行ってきます」はそのへんの「デニーズに行ってきます」というのとさして変わらない。

発病したとき、熱が三八度以下に下がらない状態が二四時間続いていました。体中腫れて、脂肪組織の中まで抉れるような潰瘍だらけになって、関節の可動域もほぼゼロになって寝返りも打てないような状態になりました。そんな状態になってすら、これからどうしたらいいかとか、病院をどうするかとか、「家族に尋ねる」という選択肢が自分のなかに本能的に湧いてきませんでした。限界状況の中でも家族に何か判断のための助けを求めるということが、自分の中に植えつけられていなかったのです。

希少疾患の専門医の数は限られていて、特に地方の患者さんたちは専門医に辿り着くまでが大変です。おそらく診断名がつかないまま亡くなっている方も相当数いらっしゃるのではないかと思います。発病して最初の数か月で早々に、これは親に頼ったら一家破滅が訪れる、と悟りました。

川口　随分お金がかかりましたでしょう?

大野　高額療養費に対応する制度がありますから、一定額は戻ってくるのですが、それでも保険外の検査や地理的な条件に起因する負担は大きかったです。福島でも、五か月間くらい診断名がつかなくて医療難民になっていた期間があるのですが、その間は家から地元の大学病院に行くまで車で片道一時間半、電車だと新幹線と在来線とバスを乗り継いで五時間はかかりました。週に二〜三回くらい、外来に通った。いろいろな科をまわりました。母が午前中仕事の休みを取り、朝方に車で病院に送ってもらって、次の日は父が午前中仕事を休んで車で送ってくれる。家でもベッドから起き上がれないので、朝ご飯を食べるのにもトイレに行くのにも何かものを取るのにも、全部呼んで助けてもらったりしました。

川口　今はお薬で調整できるようになってきている?

大野　コントロールは、薬の量と副作用のラインをどこで決めるのかのせめぎあいで、難しい調整です。病態を抑え込もうとして安易に免疫抑制剤の量ばかり増やしても副作用が進行していくし、効きも鈍ります。しかし少ないと病気が抑えられない。

また、特にステロイドは、自己調整や、自己判断による服用中止は厳禁です。副腎不全がおきて、生命の危機、ショック状態に陥ります。投与前に「免疫抑制剤は、天使と悪魔だから」とインフォームド・コンセントされましたが、その通りですね。

「終末期」のイメージとリアル

大野 『潜水服は蝶の夢を見る』とロックトインの話をふたたび。川口さんの本を読んだ後にあの映画を観ました。そしてこれらをつくった人たちは素晴らしいと思いました。健常者が観てどう思うかはわかりませんが、まさしく自分の身体感覚がそのまま投影されているなと思いました。
川口 あれはよい映画ですね。患者さんは伝えることを諦めないんです、最期まで。一生懸命に伝えようとしている。患者の気持ちを読み取れないのは、読む側に読む気がないからですよ。
大野 ロックトインになったばかりの朝は、「もうこのまま殺してほしい」と思ったのですが、でも「もしかして……」というか、死にたいという気持ちの中にも幅があることに気がつきました。一回「死にたい」と言っても、その後やっぱり「死にたくない」と思いなおす。すごく、揺れるんです。
川口 「リビング・ウイル（尊厳死の宣言書）」など、自己決定権を行使して一筆書いておけばその通りに死なせてあげましょうという法律が今超党派の議連で検討されているんですが、すごく危ないと思っています。患者の気持ちは揺れるのに。
大野 一筆書いたとしても、書いた後に気持ちが変わることはよくあることだと思います。

例えば、私が巡った病棟の中にはいろいろな患者さんがいました。一般病棟ですが、特殊な病棟なので、呼吸器をつけた方、がんを患った方、難病の方、稀少な病気の方が集まっていました。

その中に一人のおじさんがいました。社長さんなのですが、成り上がりというか、一代で財をなした人です。奥さんも共働きで二人で社長をやっていたという、都会のエスタブリッシュなご夫婦でした。しかしずっと酸素マスクをつけていて、ものすごく苦しそうにしていました。ロビーでみんなでご飯を食べるのですが、最初は態度が横柄で、「何この社長！」みたいに思われていて（笑）、ナースコールも押しまくるから、看護師さんたちはその人の世話で手いっぱいになって、私たちのところに全然来てくれないし、「困ったひとだなあ」となるのですが、でもみんないかに苦しいかはわかっていました。

それで私はご飯を食べているときにその人に話しかけるようにしました。そうすると、そのうち「杏仁豆腐が食べたい」と言うようになったんです。本当はしてはいけないことですが、一階の自動販売機で杏仁豆腐を買ってきてあげたんですね。そうしたらすごく喜んで、ゼイゼイ息をしながらも、昔自分が海外で事業をやったことなどを語り始めるわけです。それでまた話が終わって夜ベッドに戻ると、「う〜」という呻き声やガンガン叩く音が聞こえてきて、次の朝になると「もう死んだほうがマシだ」とか、「あんたのほうがまだマシだ」とか、「息が苦しいっていうのは最高につらいんだ」とか、言うわけです。でもまた「杏仁豆腐が食べたい」と（笑）。それで一二〇円の杏仁豆腐を買ってきてあげて、どんどん仲良くなったりしました。その人は本当に気難しくて、介助で疲れ切った奥さんが入院してしまうくらいだったし、お子さん方もお手上げ状態だったし、もともとは「お金を出せば人は動く」くらいの考え方だったのかもしれませんが、一二〇円の杏仁豆腐でこんなにも喜んでくれた。

川口　たとえ終末期に入っていたとしても、本当に死ぬまでは一瞬でも楽しいことはある。私も何人か患者さんをあちらに送ってきましたが、死に際のドラマがない人はいませんでした。終末期のイメージが悪すぎる。病院のＩＣＵで、家族や友人から隔離されて誰も寄せつけず……というものになってしまっている。難病には暗いイメージがありますが、そうではなく、難病の人も結構前向きで明るいってことを、いいイメージを大野さんの本を読んでみんなが知ってくれてよかったなと思っています。

大野　すっごい大変なんですが、当たり前だけど、それだけじゃないんです。

川口　そうですよね。大変さもあり、でもちょっといいこともあり。

大野　そのおじさんとは病棟内で二か月くらい一緒に過ごしました。亡くなってしまったのですが、その二か月間、杏仁豆腐とご飯の場での会話を通じて、日本社会の中で社長として雁字搦めになっていたところから解放されていくのを、感じました。

川口　一人の人間として、鎧を脱いでいくのね。

大野　そうですね。病棟の他の人も「なんだコイツ？」と思っていたのですが、だんだん「看護師さん困らせちゃダメだよ」とか、「苦しいの？　ナースコール押そうか？」とか、「息してる？　大丈夫？」とか、気にかけるようになってきて、そこで「関わり」が生まれるんですね。私はその二か月間で学んだことがすごく大きくて、人が死にゆく過程というのはこんなにも不思議な展開があるのだなと思いました。

川口　私は商売柄、他人様の終末期にどっぷり浸かっているのですが、終末期の人の生態って一般にあまり知られていない。呼吸器をつけ、経管栄養で、どこも動かなくても生きている間は、生活感がある。末期の者のささやかな幸せってあるんですよね。名づけて「杏仁豆腐の幸せ」(笑)。

大野　でも本当はやっちゃいけないことなんです(笑)。病院の規則では禁止されていることです。でも私はそのとき、やらずにはいられなかった。そこでいわゆる病棟管理や完全看護ではない、何かの「関わり」が一つ入って、その人の可能性がワーッと広がった。最後の数か月しか知らないですが、あのおじさんがここまで自分を曝け出して自分を語ったことというのはきっと一回もなかっただろうなと思うくらい、密度の濃いコミュニケーションでした。

やっぱり「かわいそうだな」と思うときもありましたよ。目の前に呼吸が苦しそうなおじさんが存在しているだけで、私も苦しくなる。早くスイッチを止めてあげて、この苦しみを終わらせてあげたいと思う瞬間もあれば、一方で、杏仁豆腐を一緒に食べてこれまでの人生を振り返るような話をするときにはもう少し時間がほしい、もっと一緒にいたい、と思うときもある。観察者としても揺れます。

川口　彼をめぐるコミュニティでは、きっとみんないろいろな関わり方をしたのでしょうね。

ところが、尊厳死というのは、周りの人から何を言われても自分で決めたのだから、絶対死ぬんだという決意を貫き通せという話です。でも今のお話は全然そんなことにはなっていませんでしたね。

大野　人間って、劇的な瞬間に「自己決定」なんてできないですよね。気持ちは変動していくし、判断というものは後付けにすぎません。私は、現段階においては、その人が亡くなったときがその人が「亡くなるとき」だと思います。

川口　では「終末期」についてはどうですか？　そのおじさんも、後から振り返って、例えば「三日前くらいから具合が悪かったな」とか、わかるわけですよね。うちの母の場合はいわゆる終末期は三日間くらいだったと思います。一一年も呼吸器を使っていたので世間一般にはそうは捉えられていませんけれど、どんなに手を尽くしても体が言うことを聞かなくなった、いわゆる多臓器不全の、どうにも改善不可能な状態に陥ったというのは数日だったと思います。

大野　これは私の主観的な「感触」ですけれども、「誰にもわからなかった」んです。おじさんはバリバリの商社マンで、中国にビジネスでよく行ったことのある方でした。私もフィールドワークで、雲南省に行ったことがあったので、病棟内ではよく中国のお茶の話をしていました。

酸素ボンベを使っても血中酸素濃度は上下しますから、せん妄状態になったら「死にたい」とおっしゃる。そのすぐ後で「あんた、ネットで上海の株価を見てくれないか」とおっしゃる。そばで見守っている私も、ドキドキしたり、面白くなったり、秘密を共有しているような気分になったり、揺らぐんです。ヘルスケアやケアの臨床の生とは、かくも多様です。

酸素ボンベをつけたまま、一旦ご自宅に戻られた。戻られてすぐ、ご自宅でお連れ合いがふと席を外されたときに、誰もいないところで亡くなりました。「終末期」だからと判断されていたわけではなかった。「目の前の現実と奮闘しているうちに死んじゃった」んです。

ところで、この頃ケアワーカーの人たちにインタビューをする機会があるのですが、この前二七歳の小規模多機能型居宅介護事業所に勤めていた女の子から面白い話を聞きました。都内在住のある八〇代のおばあちゃんを「ターミナル」だと言われて、その小規模多機能で受け入れた。胃がんの末期ステージだという診断が出ていました。

おばあちゃんをとりまく状況は、ざっと以下のようなものです。おばあちゃん本人は、朦朧としている。娘さんやご家族も「このまま死なせてあげてください」と言い、医師もそれに同意していた。このおばあちゃんをとりまく人たちのなかで、たった一人、その女の子だけが「違う」と直感的に思った。彼女は医師でもなんでもないケアワーカーですが、「これは、ただの脱水」と思った。「この人に必要なのは、一日三時間の点滴を打つ見守りです」と、ケアマネージャーにネゴシエーションして、果敢にも実行した。そうしたら、まず意識障害が戻った。胃がん「ターミナル」だと言われていたのに、口から飲んで食べられるようになってしまった。もちろん胃がんは治りませんが、ＱＯＬは一時的に回復してその後、ご自宅に戻ってしまったそうです。医療現場のリアリティと、より生活に近い場所にいるケアの現場のリアリティの違いが、端的にあらわれていると思いながら彼女の話を聞きました。

川口　感覚的にそういうのは、まず家族がわかったりしますね。病人扱いされていたのが家に帰ってきてごく普通に扱われたりすると治ってしまったり、劇的によくなったりする。

うちの父も誤嚥から急性肺炎になって、あっという間に経管栄養で人工呼吸器になったのですが——いっとき両親ともに経管栄養と人工呼吸器だったわけですが（笑）——、そのときＩＣＵ担当の女医に「あと三日の命です」と言われました。「肺が真っ白だから三日で死ぬだろう」と。急性のひどい肺炎でしたからね。

なんでそんなことになったかというと、もともと便秘気味なんですが、旅先での暴飲暴食で大腸が詰まってしまって、鼻から管を入れて汚物をそこから出すような、変な治療をしたんです。そうしたら、その管を伝って上がってきた汚物が肺に入ってしまって、一瞬にして重症肺炎になってしまった。「こういう肺炎はまず助からない。呼吸器をつけるがつけてもダメかもしれない」とＩＣＵの女医に言われました。でも私たちは呼吸器に絶大なる信頼を置いていますから、「すぐにつけてください」と言いました。普通の家族はたじろぐでしょうね。「かわいそうだから」とか、「このまま看取ってあげなきゃ」と思って、「つけないでください」と言ったりしてしまうかもしれない。医者が「明後日には死ぬ」とか「呼吸器をつけたら苦しめてしまいますよ」とか言うわけですから、信じてしまうわよね。

確かに呼吸器をつけてもずっと血中酸素濃度が低いままで、非常に苦しそうな状態だったから、こちらでお願いしてセデーションをかけてもらいました。そうしないと、無意識のうちに呼吸器を抜いてしまうんです。でも後から聞いたら、父はそのときのことなど全然覚えていないんです。苦しくもなんともなかったって。で、五日目くらいから改善の兆しが出てきました。そこで私たち、ICUを乗っ取りました（笑）。看護師さんを見ていると、どうも痰の吸引の回数が少なすぎるのです。ガラガラと音がしてきたらすぐ吸引しないと、痰が気管にこびりついてしまいます。そこで「もうちょっと吸引の回数を増やしてほしい」とか、機会を見て言いました。そうしたら「医療関係者ですか？」と言われて、「違います。ALSの患者会です」と言ったら、それはそれで怖がられてしまいましたけれど（笑）。

ICUに入っている患者にふつう家族は触ったりできませんが、私たちは病院に許可してもらって父に褥瘡ができないように、身体を転がしたり、仙骨のあたりのマッサージをしたりしに、頻繁に通いました。そうしたら一週間でバイタルが改善してきました。医者にもうすぐ死ぬと言われていたのに、これじゃ死ねないですね。二週間で重湯が食べられるようになり、経管が取れました。そして今は何事もなかったように元気に自宅で暮らして、友達と温泉旅行にも行っています。

最近は、尊厳死の宣伝が効いてきたのか、呼吸器や経管栄養に対するイメージはとても悪いですから、一筆「つけないでください」などとリビング・ウイルを書いてしまう人が増えている。でも、父みたいなケースはどうするのでしょう。自分は朦朧としているから何も言えないわけだし、医者は「あと三日で死ぬかも」なんて勝手なことを言う。家族は「じゃあ、もういいです」となるでしょうね。うちは母のおかげで人工呼吸器オタクで、経管栄養も大好きでしたから、呼吸器も経管栄養も家族の希望で対処してもらえたのですが、父がリビング・ウイルを持っていて、それで呼吸器装着が遅れてしまったり、できなかったりしたら、植物状態になっていたかもしれないし、死んでいたかもしれない。

すぐ救命すれば助かるはずの人が、本人の従前の意思を確かめたり、家族が呼吸器治療に躊躇することで手当てが遅れ、かなりの数それで悪化したり、亡くなったりしていくのではないでしょうか。

誰のための尊厳死法か

大野　これまで話題に出たような患者さんというのは、貯金があったり、ＩＣＵに入るような経済力がある程度、ある人たちです。そして大部分が都会の人。ある程度社会資本もあって、お金もある人ですらこの状況で、そうでない人たちは、そこにすら辿り着けない人が多数派なのではないでしょうか。

今回、介護報酬の改定は、医療との連携とターミナルにだけ加算がつき、あとは基本的に減算です。これだけ経済状況が厳しく、老人が増えていく中で、介護の管理をする側としてはいかに安く早く済ませられるか計算をせざるをえないのでは。「介護保険が危機に瀕している」と、現場のワーカーも制度設計側も、さんざん訴えています。それでもなお、世論は関心がない。財源は、まわってこない。ケアワーカーは、医療よりヒエラルキーが「下」ですから削りやすい。

人間の「尊厳」を守るというのならば、その建前通り、「尊厳」を実質的に守ってください。臨床の医療に「完璧な答え」「完璧な診断」などありえないということは、臨床の医師の方々が一番よく知っているはずです。人間のQOLを向上させるという目的のために、できることはまだ、山ほどあるはずです。

私は、介助者やナース、医療者は、人間の命の砦だと思います。倫理的で尊厳ある職業だと思います。信頼しています。特に震災後は、臨床で出会う方々はみな、現場の抱える苦しみに悩んでおられる。

川口　昨日（三月二二日）「尊厳死法制化を考える議員連盟」の総会がありました。日本医師会と日本尊厳死協会だけを呼んで会議をするつもりだったんでしょうが、「私たちも呼んで」と言って日本弁護士連合会とＤＰＩ（障害者インターナショナル）を招いてもらいました。議連は「医療は完璧にできている。むしろ医療を過剰に患者に施してしまうから、患者さんは思う通りに平穏に死ねない。だからそれを断る権利が大事である」と言っている。でも私たちからすると医療を受けられないほうが問題です。医療も介護も全然足りない。

重症患者は治りきらないのに病院から出されるし、家に介護の人も来ないから、ご飯も食べられず、また悪化してしまう。都会だと余所から見えないマンションの個室にひっそり潜んでいたりします。こういう状況を国会議員が知らないわけはないはずでしょ。確信犯的に、なるべく治療させないように、元気なときに一筆書かせて医療費削減へ導くのでしょうか。「過剰な医療」と言うけれど、一部の患者にはまったく治療は足りていないのです。

大野　日本の「終末期」はがんの患者のパッケージ化されたイメージが先行しますね。実際、診療報酬の体系を見ても、がん患者さんの診療は高度にパッケージ化が進んだ領域です。ステージが決まっていて、ドクターたちも後ろから計算をする傾向がある。死が「制度化」したことによってマニュアル化する。

　神戸の緩和ケア病棟で勤務されている新城先生という、数千人の末期がんの患者さんを看取っている医師がおられます。新城先生に「病棟内での主観」の話をうかがったのですが、面白い。医師として患者さんの痛みを取ってあげたいとか、よくしたいとか、何かしてあげたいと思っているわけですが、終末期医療は治療医学があまり役に立たない領域です。新城先生は内科医として赴任してきたのですが、その後緩和ケア病棟の緩和ケア専門医になって、一番変わったことというのは、「病室に入るときに何かしてあげようとか、治してあげようと思うとつらくて耐えられなくなる」から、「おしゃべりする、くらいの気持ちで入るようになった」ことだそうです。そうやってがんの患者さんを看取ってきたと。

　今は、人口動態が急激に進む転換期です。超高齢化社会の医師は、つらいことが多いですよね。特に高齢者医療や慢性疾患の領域は、目の前の患者さんを治せないし、少しずつ死んでいく。対処療法するか、緩和することしかできない。治療医学的には、「面白味がない」わけです。そういう患者さんを忌避する傾向もあるだろうし、逆に在宅医療の先生は「この人を救えるのは僕しかいない」というかたちで患者さんを囲ってしまうことも、まままある。

川口　昔の私とある意味同じですね。患者との距離があまりにも近くなってしまうと、囲い込みが起こる。「マターナリズム（母性包容主義）」でしょう。ＡＬＳなどは特にそうで、「自分こそがこの方の呼吸器をはずしてあげなきゃいけない」などと言っている先生は距離の取り方が下手だなと思います。どうしてそこまで責任を持たなければいけないのでしょう。「この患者さんはつらくてどうしようもなくて『死にたい』『死にたい』と言っているから、私が死なせてあげなきゃいけない」と思ってしまうらしい。家族からの圧力も感じるんでしょうか。日本では呼吸器ははずせませんから、法律を変えてでも治療停止ができるようにしなければいけないと思っている先生も相当います。でもさっきの「杏仁豆腐」みたいに他にも方法はあるんですよ。私たちはそういう手練手管を持つべきです。そして、手を変え品を変えしているうちに患者は亡くなっていくんです。ゆとりのない医療のギチギチ感が本当に嫌です。

大野　決める必要はないんですよね。リビング・ウイルは「高福祉」と言われる欧米諸国でもあるわけですが、その前提として、「ケア」がきちんと確保されている。

北欧研究は出尽くした感があるような印象を受けるのですが、実は全然逆で、地域研究や政策研究はまだこれからの領域だと思います。スウェーデン語やデンマーク語による研究はまだ少ない。私は地域研究者だったので、英語でわかる水準のことと母語でわかる水準のことは、違うということはわかります。

川口　逆に言えば日本の生命倫理観はまったく海外に出ていませんね。患者会で毎年一回国際交流があるのです。昨年はシドニーに行き、今年はシカゴに行きます。日本からは呼吸器の患者さんも飛行機に乗って海を渡っていきます。すると、奇異なものを見るような視線を投げつけられるというか、変な集団だと見られてしまいます。呼吸器をつけている患者を連れていくわけですが、「どうしてこんな重病人を国際会議に連れてくるのだ。かわいそうじゃないか」、「呼吸器をつけるなんて」、さらには「そんな非人道的な処置を支援する日本ALS協会というのはどういう患者会だ」と見られていることも。

大野　例えばオランダのALSの患者さんの中にも、オランダでの一般的な考え方とは違って、川口さんたちの考え方に共感するという人もおそらくいますよね。

川口　もちろん。一昨年から始めたfacebookで世界各国の患者さんと知り合えるんですが、私は今ブラジルの患者会から絶大な支持を得ている（笑）。日系の患者さんやご家族が日本的なんです。日本の患者さんの生活がオン・タイムで、あるいはYouTube（ビデオ）で見られます。これまでは英語で書かれた医学論文を通してしか、他国のALS患者の情報が得られなかったので、世界的にもALSの人はみな死んでいくしかないというような暗い感じだったのですが、facebookからリンクしている映像を見ると、ブラジルの患者さんも呼吸器をつけてバーベキュー大会をやったりしているわけですよ（笑）。医学論文で言われていたことと全然違う。他国の患者さんのリアルな生活が見えてきた。

大野　私がミャンマーの難民キャンプに行ったときの発見と同じですね。文献と全然違う。先行研究の蓄積や文献を否定しているのではありません。そこにいかに「積み重ねるか」という思考です。

川口　そうです。医学的に言われていたことと全然違う現実があるのがわかってきたので、そこにどう積み上げていくか、です。欧米の患者家族も、実は日本の患者家族と同じようなことをしている。学者は「欧米の生命倫理観では自立が基本。呼吸器をつける患者なんてほとんどいません」などと言うんだけれど、それは短絡的ですよ。アメリカにチャーミングな男性患者さんがいて、その患者さんはもう瞬きしかできないのですが、音楽に合わせて「瞬きダンス」をしている映像があるんです。文化や政治の違いはあるけれど、人間の基本は同じ。生きていたいし、生きている間は楽しいことをしたいし、どうやったら自分やみんなが楽しくできるか、いつも考えているの。
これが最近facebookでつながってわかってきたことなのですが、こうやって医学を通さずダイレクトに患者と患者が交信できるようになると、やりとりする情報の質が違っていくでしょう。倫理観も違っていくんじゃないかな。

大野 大きい医療政策が変わっていくことについてはマクロな視点もあり、いろいろな意見がありうるとは思います。でも尊厳死法案は生死の境についての話ですよね。これはそんなに簡単に決めていいことではありません。生死の境の話と診療報酬や介護報酬の話とは、やっぱり違います。その社会の価値観、ないしは死生観の根底を揺るがす話です。
一回死にかけて帰ってきた人たちが、いっぱいいる。その人たちの話を聞いてみても、死についてはわからないことだらけです。そんなわからないことだらけなのに、まだ決められるはずがありません。フィールドワーカーの性なのかもしれませんが、「わかりやすい答え」とかを提示されると、心配でしょうがなくなってしまう。「九九人がイエスと言っても一人がノーなら、その一人がなぜノーなのかを知りたい」というこのしつこさというか、執着というか。

川口 私も言ってみればフィールドワーカーですね。難病のフィールドワーカー。関わり方次第で人は変わります。死ぬ直前まで関わりがあって、死ぬまで人は発展しうる。

大野 そうですね。もしそれをリビング・ウイルのようなかたちで決めてしまったら、人間の生命はすごくつまらないものになってしまうと思います。

川口 尊厳死法案には、重病人を排除し、健康な人間だけの社会にしようという考え方が根本にあります。

大野　胃ろうをつけている患者さんに対して、よく「かわいそうだ」と言う人がいますね。本当に、「かわいそうだ」と思っているのでしょうか。「かわいそう」なのは、「しんどい」のは、それは、その台詞を発している「周囲」なのかもしれないですよ。

川口　それに気がついたことが一番大きかったです。最初は母のことがかわいそうだと思っていました。でも実は逆で、どんなに頑張っても母から何のレスポンスももらえない自分がかわいそうだったんです。やっても無駄、面白くないと思っているのは自分だった。「無駄な延命」の「無駄」は患者にとっての「無駄」じゃなくて、医療者やケアする側の自己評価なんです。

大野　面白くなくて、惨め。

川口　本人にとっては、呼吸をするため、ご飯を食べるためという、最高度に必要なことをしてもらっているということなのに。

大野　「かわいそうじゃないか」という言説や価値観で尊厳死法がまとまっていくのは、本人の意思を尊重するという原則論からもずれますよね。

川口　はい。その通りです。

大野　これから病床の機能は分化されていきます。医師は、もっと他の人に関わりを委ねたり、他の人に口出しをされる訓練をしていかないと、これからの社会には太刀打ちできなくなります。コメディカルや行政との連携なしは、やってゆかれない。

川口　死なすための法律ができたら終末に近くなったら介護も要らなくなってしまうというか、ダラダラと長生きできないようになるわけですから、結局治らないのなら最初からケアもやめましょうという話です。そうするとこれは多職種連携とは逆の話になります。ソーシャルワークも入ってこなくなる。

大野　私は、限界状況にある医療現場の悲鳴なのかなと感じることもあります。病院を見渡せば、医師たちがいかに「しんどい」かはすぐにわかります。社会からは厳しい目で見られているし、患者さんやその家族からは文句を言われるし、そのうえ治せないとなると、もう何をしても不快です。不快から解放されるには、工夫や訓練が必要です。今、附与されている過剰な権限を少しずつ手放していく訓練も、していかないと。

ＱＯＬ（生活の質）の集約点は医療者ではなく本人およびその周辺に点在しているわけですよね。患者さんに滅私奉公する医師ほど、ずっと病院の中にとじこもっている傾向が強い。医師たちがＱＯＬの情報の集約点ではなくなったことについて、対策を考えねばならない。猪飼周平さんが『病院の世紀の理論』（有斐閣、二〇一〇年）で鮮やかに理論的に提示しておられます。

川口　でも私たちからすると逆噴射ですよ。突然、手放されても困る。

大野　医師は、「患者さんのために」と言うとき、本当に「患者さんのために」と思っているか、顧みてほしい。「患者さんのため」を、もっとつきつめてください。答えはいつも、その問いかけの中にあるはずです。

川口　「リビング・ウイルは患者の権利」だとか言うけど、返す刀で「医者の免責のため」だって。今回は議連も正直ですよね（笑）。

大野　問えば、おのずとわかることです。

川口　「医師の免責」を前面に出してきた。これまで出されては消えてきた法案では、こういうことをあまり言ってこなかったのですが。

大野　家族と患者が怖い。短期的には、訴訟リスクの増大を恐れている。

信頼と生活ベースの医療のために

川口　では、治療しなかったということで訴訟された例はあるのでしょうか。例えば高齢者に経管栄養をしなかったということで訴訟になった例とか。ＡＬＳの本人がすごく呼吸器を望んでいたとしても、「みんなの迷惑になるからやめましょう」と言って本人を説得して諦めさせて死なせている悲惨なケース、あります。家族も不満に思うのだけれど、呼吸器をつけたらつけたで家族も大変なことになるので家族は沈黙してしまう。それで患者が死んでも医者を訴えるようなことはしません。医者と家族では利害関係が一致していますから。そうして患者だけがひどい目に遭うが、死んでしまうので訴えられない。こういう患者を救いたいと思うんですが。

大野　例えば私や川口さんは、臨床医療の最前線にいる医師たちとよく接していますよね。訴えるとか訴えないとか、そういう発想すら浮かばない。医療は信頼をベースにしないと全体のコストが高くなります。病床の大部分が急性期化されて、在宅の時代になる。パラダイムのシフト期に、社会の側も医師たちのエラーを容認することが必要です。「文句を言うんだったら裁判なんかするな」と、医師とfacebookで議論していてはっきり言われたこともあります。現状の一般的な医療の現場では、患者も怯え、家族も怯え、医師も怯え、信頼関係が構築されにくい。

川口　障害者運動もまさしくそこから始まっています。医療批判というか、医療に対する不信感。だからこそ医療を拒否して地域に出てきた。

大野　難病患者の特徴は、自らの生存維持に特定の専門医との生涯にわたる接触を必要とする点にあります。医療を包括し共存しなければ、生きてゆけない。「医者なんていらない」という旧来型のモデルはもはや成立しません。私がつねに「信頼」を強調するのは、医療の持続可能性も確保しなければならないからです。自分が生きるために、医師やナースを、確実に必要とします。

川口　でも実際は法律に頼って、ますます信頼関係を築きがたい方向へ持っていこうとしていません？ 昨日の総会に日本医師会の人たちが来て話をしていたのですが、彼らはもともとこの法律をつくることによって免責になると言っていたのだけれど、法律ができるとかえって訴訟が増えるのではないか、ということを言っていました。ちょっと新しい展開だったのですが、それはそうだなと思いましたよ。これまでは根拠になるものがなかったのだけれど、法律に明文化されることによって、ちょっとでもやるべきことをやらなかったり、法律に書かれていないことをしたりすると、患者の遺族は訴えるようになるのではないかと。尊厳死法を盾にして、これまでは利害関係が一致していた医師と遺族も対立するようになりますね。こういうことから考えても、法律をベースに治療の不開始や停止をするようになると、もう信頼をベースにした関係性は望めなくなります。

大野　官僚制によるシステムがつねに孕む矛盾ですが、「問題」に対処するとき、たくさんの「規則」をつくり、管理を強化する方向に振れる。しかし日本のケアの現場において今起こっていることは、特に介護保険の領域においては明白ですが、かえって現場のケアワーカーの人たちが動けなくなってしまっているということです。そもそも生活というのは絶え間なく、しかも多様すぎる、よくわからない営みです。すべてを完璧に計算するというのは、どんな天才でも無理です。

川口　今回私は痰の吸引の法制化のためのモデル事業をやって、この春から法律施行です。でも、かえって面倒なことになってしまった。ヘルパーは今まで患者との個人契約で、同意書だけで吸引できたし、それでまったくよかったのですが、それではこういう技術が全国に広がらないということで、今回法律にして、きちんと書面で用意するようになりました。でも事業所の責任が重くなり、事務量も膨大になり、コストも嵩張り、いくつかの事業所は医療的ケアから撤退してしまいました。

大野　最近は、ドイツやオランダが面白いなと思っています。日本と同じように、高齢者ケアを社会保険でやってきた国です。彼らは一九九〇年代の「ケアの暗黒の時代」を経験しています。一時期、現在の日本と同じように細分化に進んだ。

川口　日本はどんどん細分化しがちですよね。

大野　細分化すると、中間コストがものすごい増える。

川口　今までタダでやれていたことにお金がかかるようになる。例えば今は痰の吸引をするのにも、研修を受けなければならなくなり、コストもかかるようになった。

大野　この冬、オランダから来日した先進的ケア事業者の話を、聴きに行く機会を得ました。間接経費やバック・オフィスのコストを削減して、利用者主体のシンプルなケアをつくっていくのが、現在の大きな流れだとうかがいました。欧州の事例研究は、言語の壁の問題が大きくて、一〇年とか二〇年遅れて伝わってきますよね。私も不勉強きわまれるので、これからちゃんと勉強したいと思いました。

川口　真似してほしいですね、シンプルなケア。

大野　元地域研究をかじっていた院生としては、「言語屋」に期待しています。言語ができる人が育ってくれると、議論のレベルが一気にアップデートされます。ドイツ語やオランダ語ができる人が増えれば、社会保険の運用のあり方などについてもいろいろな見方が出てくるのではないでしょうか。「グレーゾーン」の重要性がもっと言語化され、論理化されてくると思います。「てきとうなグレーゾーン」の余白がないと、制度は動きませんから。

川口　法律ができても、グレーゾーンを大事にしないといけない。

大野　ドイツのミュンヘン郊外の認知症のグループホームのレポートを読んだのですが、「毎朝バスに乗らなければいけない」とパニックになってしまう認知症のおばあちゃんに対するケア処置が非常に興味深かった。そのグループホームは、ちょっと離れたところに疑似バス停をつくっちゃった（笑）。そうしたらピタッとパニックがおさまった。今は、いろいろなやり方が世界中で試されている最中なんです。

川口　柔軟ですよね。

大野　そう。私たちの生活は、もともとそういう柔軟なものだったはずです。

川口　終末期ってグレーなはずですよね。私はまだ終末期と違うといえば違うし、誰にも決められないはず。

大野　その人その人のリアリティがあるのに、こういうかたちで熟議なしで決めるのは無理がある。というか、それは結果として余計なコストを増大させるので困るんです。患者－医師間の緊張関係が高まって、訴訟リスクが高まれば、医療現場の効率性は明白に落ちますから。

川口　そしてますます医療は高くつく。そんなこと、わかりきっていると思うけど、わからないのでしょうか。

大野　「特定のムラでしか通用しない感覚」というのはあります。医療ムラ、介護ムラ、障害ムラ、それぞれちょっとムラの訛りが強いです。ヘルパーさんたちの言語感覚はストレートで、比較的わかりやすいと思いますが。

川口　ヘルパーさんが患者のニーズを一番わかっていると思いますよ。

患者もまたヘルパーのニーズを理解しようとしていますよね。持ちつ持たれつのところがある。

大野　介護保険制度がローンチする以前の、措置時代から高齢者ケアに関わっているヘルパーさんにはすごい人がいます。例えば認知症で独居の高齢者の人で、「絶対に生活保護は受けたくない」と言い張る方が結構いるんです。国民年金しかもらっていなくて、都営住宅に住んでいて、家賃が三万円ちょっと。都内だとどうやりくりしてもこれが最底辺です。諸経費差し引いて、食費に使えるのが一万円しかない。でもそのヘルパーさんは、月一万円でその人を「食べさせている」のです。九九円とか一〇〇円で安く食材を売るコンビニみたいな店が都内にあるから、できることなんですが。

生活援助のカットに根強い反対意見があることについて、「感情的」だとか「対案を用意しろ」とやすやすと批判する人がいますが、そういう論理は、私は建設的だとは思わない。丁寧にヘルパーさんたちの話を聞いていないからです。

一万円で「認知症の独居老人を一ヶ月食べさせる」ってなかなかできることじゃないですよ。一律のマニュアルや教科書通りの文脈からは出てこない、「突然変異」ですね。

川口 そういうテレビ番組に出られますね（笑）。

大野 そうですね（笑）。こういうのは完全に「生活の知」ですよね。

川口 特に障害のヘルパーは自分たちのネットワークを持っていますから、連携するのはうまい。どういう利用者にはどういう介護者が向いているか、とか互いに情報交換し紹介し合ったりしている。同じ病気の人を紹介したりしてね。そんな介護職から学んでほしい。絶望している人を大勢で取りまいて元気にしちゃう。治療をしないで済むような法律をつくればうまくいくというのは大間違いです。余計自分の首を絞めるような気がします。

大野 例えば口から食べることが生き甲斐だという人も中にはいるし、食べるのが面倒くさいから管でつないでしまって残された時間を有意義に使いたいという人もいる。胃ろう入れても食べてる人もいるし、呼吸器つけるのに気管切開して喋れなくなったあとで訓練して喋れるようになる人もいます。起きてるときは呼吸器なしで、寝るときだけつける人もいるし。うーん、なんかいかにも「エイリアン」ぽい話になってきましたねえ。

川口 私の場合、ALSの友達はほぼみんな胃ろうしていますから、胃ろうのプロフェッショナルです（笑）。その中に口から食べるのが生き甲斐だという人でも胃ろうをしている人もいます。どうしているかというと、基礎代謝に必要な分は胃ろうで入れてしまって、あとは口から食べるんです。呼吸器をつけなければいけないときには、分離手術をして食道と気管を分けてもらって、食道まで一直線にしてしまえば、寝たままガンガン食べても誤飲しません。そういう手術をしてもらって八年間も経管栄養と口からの食事で生きている人がいます。こういう小技はいっぱいあるんです。

大野　「エイリアンみたい」だとか、よく言われることがありますが、でもいい表現だなと思いました。あるいは「うちゅうじん」。こんな行き詰まった社会から「エイリアン」だとか「うちゅうじん」だとか言われる人がいるなんて、いいじゃないですか。『現代思想』的には「近代の終焉」みたいなことが言われている中で、内なるフロンティアが生まれる余地があるんですよ。

川口　呼吸器つけて経管栄養して飛行機に乗って飛び回っているんですからね。

大野　「難病」と一括りに言われますが、自己免疫疾患の私から見るとALSなんて「エイリアン」ですからね。ALSのことを私に訊かないでください。私にとっては、そんな長距離移動は今のところは考えられない。ほんとに死んじゃいます（笑）。

川口　自己免疫疾患系はお薬の世界ですね。こちらはお薬がないからロボットとか、工学系技術でいくしかない。

大野　「他者」の発見ですよね。やっぱり自分たちだけだと行き詰まります。

川口　よりよい障害者の制度を目指して総合福祉部会の五五人委員会というのをここ二年間かけてやっていたのですが、みんな「障害者の集まりは『他者』の発見だ」と言っていました。障害にはすごいバラエティがありますから。

大野　これは医療の領域に限らない話だと思います。みんな手詰まり感がある。わざわざ尊厳死法みたいな法律をつくるなんて、思想的にはいかにも、つまらない。

川口　医療が「他者」を発見できたらいいですね。患者という「他者」に目覚め、障害者という「他者」に目覚め。みんながみんな治らなくてもいいんだと。そしたら、「他者」を否定しなくてもよくなるのに。

大野　今医師たちは「何をしても不機嫌」な立場におかれています。しかし、快い職場をつくるためには、もっと積極的にアウトリーチしていかないと。医療は、それが病院でも在宅でも、基本的には「密室」です。「密室」に、異なる視点を入れなければそこにある問題は相対化されません。

川口　「他者」に目覚めた医師が、ある意味、患者の本音に耳を澄ませて看取れる医師だと思う。

大野　医療の世界にも、「他者」に目覚めている人が確実にいるので、私たちが言わなくても、あるいは個別の医師がどう考えているかを問わなくても、歴史の生態系がパラダイムシフトします。すでに、そういう医師が出てきている。私たちはパラダイムの転換期にいますから、安心して大混乱してください。

川口　難病患者は医者をいじめることはあまりないですよね。

大野　私は、第一義的には「患者」ですからね。互いが容易に対立するであろうことは、いつも頭の片隅においています。相手がミスをすることは、いつも前提です。医師の誤診やミスは、「想定内」です。

川口　ＡＬＳの橋本みさおさんも絶対に医者をいじめないんです（笑）。

大野　つらいのがわかるんですよね。

川口　そこが家族とは違うところですよね。もしかしたら患者は医師より家族のほうに不信感を持っていたりしますよ。最期まで守ってくれるのは医者だったりしますから。それにＡＬＳ患者さんは医学モデルが好きだったりします。障害者だとしばしば徹底的に医学モデル批判になるのだけれど、難病になると医学モデルで守ってもらえるところがあるから。

大野　高齢者医療についても言えることだと思いますが、難病患者は生存するうえで継続的な医療的ケアをやはり必要とするわけです。ＱＯＬを支える一つの要素として必要なんですね。ただし、今までは「一つ」ではなく「すべて」だったものが「一つ」にすぎなくなるんです。これからは医療は自分のＱＯＬを支える一つの点になる。点は確実に分散されていきます。だからこそドクターたちにはいろいろな視点と対話をしてほしいし、それが時代に求められていることだと思います。

川口　最近出会う若手の医師はコミュニケーション能力も高いし、いろいろ「技」も持っている方が多い。神経内科医と緩和ケア医しか知りませんが、昔の神経内科医は治せないなら、死なせてあげようになってしまってました。患者イコールかわいそうな人なんです。尊厳死協会の井形昭弘氏も、自分の友人でＡＬＳに罹患した人のことをよく引き合いに出されるんですが、尊厳がなくなったと決めつけてる。自分の眼差しが友人から尊厳を剥ぎ取っているのに気が付いていない。呼吸器や胃ろうの患者のＱＯＬを向上させようともしないで死なせる法律をつくろうと言う。

大野　草の根からちょっとずつ変わっていくとは思います。この問題について、実は、個人的にはそれほどは危機感は持っていないんです。というのも、突如システムが変わっても、人間は自分の生活というものをそれほど簡単には変えられない。漸進的にしか変わらないだろうし、矛盾に対しては何らかのかたちで必ずアンチテーゼが生まれてきます。だから悲観してはいません。

ただ、そうはいっても、人が死ぬのは忍びないですから。この法律だけは、とりあえずやめておいたほうがよいのではないかと思います。

5

QOL と緩和ケアの奪還

中島 孝＋川口有美子

中島 孝（なかじま・たかし／医師）
医学博士、神経内科専門医、認知症専門医、臨床遺伝専門医。独立行政法人国立病院機構新潟病院副院長。神経・筋難病疾患の進行抑制治療効果を得るためのロボットスーツ HAL-HN01 の医師主導治験代表者。独立行政法人医薬品医療機器総合機構（PMDA）専門委員。著書に『ALS マニュアル決定版！』（日本プランニングセンター）。

ＱＯＬ／ＳＯＬ――測るもの／測れないものについて

川口　中島先生はこの六年間、厚労省の「特定疾患患者の生活の質（Quality of Life, ＱＯＬ）の向上に関する研究班」の主任研究者として、リーダーシップを執って、数十名の分担研究者を組織して大変なお仕事をされてきました。実は、私は初めて「ＱＯＬ」班という名を聞いたとき、何て嫌な研究班だろうと思いました（笑）。人文社会学系は、決まった尺度で人の生活の質を測るなんてとんでもないと批判的に見ている節もありますが、中島先生は「ＱＯＬ」と名の付く班の班長をなさってきて、きっとご苦労されたと思います。そこでまず、ＱＯＬという概念について、先生のお考えをご説明いただきたいと思います。

中島　大多数の医療従事者は、根治できないがんや難病患者の診療をする際には、ＱＯＬ概念は患者を支えるよい概念だと思っています。一方、人文社会学者の言うＱＯＬには川口さんが言われたようなイメージがありますが、それは一九六〇、七〇年代に始まったアメリカの生命医学倫理（biomedical ethics）に出てくるＱＯＬと同じだと思います。そのギャップがどこで発生したのだろうかと疑問に思ってきました。

まず、ＱＯＬは科学概念なのかということが問題となります。科学概念であれば、操作主義的に評価できますが、人のＱＯＬは本当に評価できるのでしょうか。実は、我々がＱＯＬ概念を考えるとき、生命の尊厳（Sanctity of Life, ＳＯＬ）をイメージしているのではないでしょうか。Sanctity というのは本来、霊的・宗教的な言葉で、これを医学論文に書いた途端、編集者がリジェクトするものです。

しかし、ＱＯＬを論じているほとんどの方は、ＱＯＬをＳＯＬと混乱して、ＳＯＬの代理指標として使っているのです。例えば、「この方はＱＯＬが低いから、生きる意味がない」とか、「こんなにＱＯＬが低いのならば、本人の尊厳を守るために死を自己決定するのもよい」とか。アメリカの生命医学倫理学者[1]だけでなく、日本の人文社会学者や医療従事者もそのような議論をすることがあると思います。

ここがまず変だとわかりました。尊厳概念と操作主義的科学をどう折り合いを付けるかは一八世紀のカント以来の問題ですが、現在、我々は大変切実な問題に直面しています。グローバル化した現代では、日本の看護師は患者のＱＯＬが自分の仕事でどのくらい高まったのかの業績評価が求められています。そして、熱心にケアしても改善せず悪化し続ける難病患者と自分の間で葛藤します。ケアは客観評価ができなければ無駄と言われるのではないか。ＱＯＬを高めたという証拠をどうやれば出せるのか。これは自分を納得させるためにも必要なのだと。

私も、難病患者のＱＯＬ評価は本当に可能なのかどうか悩みましたし、もしできなければ、ケアは崩壊で、難病患者さんはみんな早く上手に死んでもらい、死のアウトカムを向上させるほかないのかとも思いました。今思うと私はかなり危なかった。

川口　実は、私も母がＡＬＳを患って家族だけで介護を始めたのが一九九五年。文字通り寝る間もない二四時間三六五日の介護の日々になり、すぐ限界を感じてしまいました。その頃は、母のＱＯＬだけではなく、私たち家族のＱＯＬも相当低かったと思います。

中島　ケアの崩壊は、孤独に患者さんを一生懸命看ている家族やケアスタッフが、自分だけが患者の気持ちがわかるが、他の人には無理だろうと考えるところから始まります。細分化・専門化されたケアを再度患者と家族を包むチームとして構成し直すことがまず必要と感じました。そして、ＱＯＬを患者属性ではなく、共同主観として考えることでもう少しうまくいくのではと思いました。そのとき、ＷＨＯも言っているように、ＱＯＬは関係性の中で構築されていく人間の知覚であり、それは向上も悪化も評価できる操作主義概念だと考えればよいと感じました。ＱＯＬと言いながら、代理指標として心の中で患者のＳＯＬを評価しているという感覚から逃れられるのではと思ったのです。そうすれば、オーストラリアのモナシュ大学のヘルガ・クーゼやピーター・シンガーらのパーソン論(2)（personhood theory）の呪縛を乗り越えられるのではと考えたのです。その後、構成理論（construct theory）を知ってこの問題を完全に払拭することができました。

川口　確かに、チームでケアをしていても、共通理念がないと一緒に働けませんよね。

中島　私たちは、難病患者さんの何をＱＯＬと考え、何を支援しているのか。その概念をケアチームで共有していなければ働けません。

話は少し飛びますが、モノカルチャーな救急医療現場やＩＣＵ（集中治療室）は大変な混乱を抱えています。スタッフは治療技術に長け、治すことなら労苦を厭わないプライドの高いエネルギッシュなエキスパートなのですが、治療に成功せず、患者に重い障害を残すことがわかると、至らなさを自己批判すると同時に患者を捨て始めます。証拠隠滅です。情熱の裏返しのような状況があります。一般の病院の治療現場でも同様で、病気を治せないとき、「人間というのは口から食べられなくなったら、死んでもいいいんじゃないの？」と言う人もいれば、「それは酷でしょう。食べられなくたって栄養を胃ろうから入れられるし」と言う人もいます。「自分で呼吸ができなくなったら、その人は死んでもいいんじゃない？」と言う人もいる。一般の通常の治療の場面においても、終末期医療の議論と同じ問題が起きています。

終末期概念は構成概念で、実在概念ではないから[3]、人、立場、時期により大きく異なり、合意、納得できないのは当然です。したがって、この枠組みで治療の是非を議論するのはやめるべきで、尊厳や生存の線引きをするための指標としてＱＯＬを使うのもやめるべきです。私たちは、患者さんと対話できないときには、チームで共同主観的にＱＯＬを評価することもあるのですが、人の尊厳を数値化して高い／低いと言うのではなく、低いＱＯＬは高められるはずですのでご安心くださいと言っています。最初は、これでも若干議論は苦しいなと思っていました。

川口　共同主観ですか？　以前、特攻隊員が日本社会は西欧と違ってゲゼルシャフト（Gesellschaft, 利益社会）ではなくゲマインシャフト（Gemeinschaft, 共同社会）なので[4]、共同体の決定に従って死ぬ、と言ったのと同じで、患者は共同体やお国や家族のために喜んで死ぬ、ということになりません？　国の財政危機が叫ばれると、役立たずは早く死んでお役に立ちましょうということになりません？

中島　古典的にはカントが“End in itself”と言っているのが尊厳概念の基本です。生命は「目的それ自体」で、何か他の目的を達成するための資源や手段ではないということです。小説家が小説を書けなくなったら人生には意味がないので、死んでもよいとするのではなく、人体は小説を書くための資源ではないと気づくべきです。生命はすべて“End in itself”で、何かをするための資源、手段ではなく、目的それ自体であると。これを尊厳としたわけです。生命倫理の宮坂道夫さんが、現代の生命医学倫理はヒューマン・リソーシファイイング[5]（human resourcifying）に関する学問で、人自身や人体パーツの資源化に対応するためにできてきたというのは的を射ていると思います。

例えば、「私は偉くて社会的に価値があるが、ここにいる重篤なALS患者さんは全部介護されていて価値はない。人はそうならないために努力すべきで、もしそうなりそうになったら延命治療を拒否し尊厳ある死を選ぶべきだ」――こう思う人は、尊厳概念がわかっていない人です。どんな立派な人も交通事故で人を殺してしまう場合もありますし、どんなに重篤であっても患者は存在する限り、例えば医療従事者の雇用を確保し貢献しています。あなたと私は決して置き換えられない（irreplaceable）存在であり、それぞれの生命の価値の高低や意味は測れないということが尊厳概念です。置き換えられないからこそお互いを尊重する。そこから共同体は発生する。これがわからないと、ケアチームという共同体において、ケアの意味がわからなくなる。この患者はどうせ死ぬのだから何もしなくてもよいのだと思い、ケアすることができない。早く死ぬほうがよりよいのにと思ってしまう。

尊厳は実証科学の対象ではないが人の生存にとって必要な残りの領域を尊厳とするという考えに至り、実証主義者である私も気持ちが楽になりました。ＱＯＬは科学的に評価する必要がありますが、ＱＯＬは人間の尊厳を測るなんていう滅相もないことをするわけではなくて、操作主義的にその人の具体的な現実の「生活の質」を支える目的で測っているだけなのです。生命医学倫理の人たちは、合理的な自己決定能力がある人は尊厳があると考え、尊厳の科学評価の一つの指標としてＱＯＬを捉えていると思えます。尊厳があるうちに自己決定し、ＱＯＬが低く、尊厳がなくなる前に死になさいというのです。これは価値観の相違ではなく、科学論上の勘違いとしてよいと思います。勘違いでないとすると、「ＱＯＬが極端に低い方は死んだほうがよい」との主張の賛成者を集めるために〝尊厳〟という言葉を入れて本質を隠蔽しただけかもしれません。同様に、生命医学倫理ではオートノミー(6)(autonomy，自律)概念の理解もおかしくなっています。

川口　世間的にはトイレで用が足せなくなったり、寝たきりになったりしたら、尊厳がなくなり、オートノミーもないと思われていますが。

私は中島先生の提唱されているＱＯＬ概念を知る前から、障害者団体と一緒に活動してきて、先生のおっしゃるＱＯＬ概念に似た理念を障害者の運動から学んでいました。彼らは自由を求めて国や自治体と交渉し、介護保障制度をつくって地域生活を切り開いてきました。

東京都のＡＬＳ患者も、まず一九八〇年代の東京都の難病対策事業で専門医の診療や在宅医療サービスが受けられるようになり、一九九〇年代に入ると障害福祉の全身性障害者介護人派遣事業を利用して、地域住民から介護人を確保する方法でやっと在宅療養の基盤が確保できるようになってきました。

医療と福祉の両輪が整ってきて、初めて前向きに、在宅で人工呼吸器と共に生きることも自然に受け入れることができたんです。

中島　川口さんが言っているのがオートノミーの本来の意味ですね。私も患者さんや家族から教えられ学んできたのです。治らない病気と共に生き、人生に向かい合っている患者・家族には輝きがあり私たちを導く力があります。

私の病院には看護学校が併設され看護教育も行っています。病院には約三〇〇人の患者さんがいて、急性期の患者さんだけでなく、重篤な障害を持った患者さんが障害者自立支援法の枠組みで入院されています。看護師は約二〇〇人以上いて、以前は毎春五〇人の看護師がバーンアウト（燃え尽き症候群）になり、辞めていくというような状況でした。新卒の看護師もベテランの方も辞めていく。異常な事態でした。

バーンアウトしている原因はすぐにわかりました。QOLや尊厳についての理解が混乱していたのです。例えば、看護師やリハビリスタッフは、ギリギリ歩けるか歩けないかの人に向かって「頑張ってリハビリしないと車椅子になりQOLが低下するよ」と、車椅子の人に向かっては「頑張ってリハビリしないと寝たきりになりQOLが下がるよ」と言ってしまう。では、歩けなくなり、車椅子になり、寝たきりになった人は一体どうなるのでしょう。その人は何を頑張ればQOLが向上するのでしょうか。卒業したての看護師さんは、どのようにして援助すればQOLが上がるのかわからなくなり、思い悩んでバーンアウトしてしまいます。その看護師さんが次に志望する場所はER（救急救命センター）ですが、ERに行ってもすぐにバーンアウトします。なぜかと言えば、ERにお年寄りが運ばれてきても、スタッフは考えたり工夫したりすることを停止し、機械的に治療することが救急とされ、その基準から外れる患者は救急ではないからと追い返しますが、帰宅して急変する方もいて何をしているのかと思いますし、一方で、救命救急と称して気管内挿管が機械的に行われ、無駄な延命治療が施されているとも感じてしまうのです。救急医はどうしてこうなったかを分析しないし、スタッフは葛藤を感じ、バーンアウトしていく。私の病院では救急医療においてもチームケアとして呼吸理学療法を入れ、人工呼吸器の第一選択を非侵襲換気療法[7]（ＮＰＰＶ）に切り替えたら、急性期においてもほとんど気管内挿管による人工呼吸器[8]（ＴＰＰＶ）が不要になり、回復率も向上しました。呼吸療法だけでなく、同時に栄養サポートチームも立ち上げています。自分たちはこんなに頑張っていてもうバーンアウト寸前だから、ガイドラインや法律をつくってはずせるように何とかしてくれというのは間違っています。医学的に解決できる問題をどうして倫理や法律問題にすり替えるのでしょうか。

当院ではＱＯＬ、尊厳、栄養・呼吸療法について看護学生向け、看護師向けセミナー活動を行い、多専門職種による症例検討会を増やし、チームを再構成しようとしました。次第に職員の心の葛藤が少なくなり笑顔が出て、ケアの質がどんどん上がってきました。患者さんがニコニコし始め、結果的に離職率も下がりました。バーンアウトした職員から難病患者がケアされるなんて、絶対にあってはいけないことだと思いました。

川口　在宅でも同じです。家族介護者のバーンアウトが、呼吸器はずれなどの事故につながります。でも、病棟での呼吸器が原因の事故はもっと多いです。それが原因で死んでも家族も訴え出ないし、誰も罪には問われないのは不作為の事故だから？　他の疾患の患者だったら、病棟の看護ミスで亡くなったら大騒ぎになるはずなのに。この「ちょっと目を離した隙」の事故の抜本的な対策としても、バーンアウトの防止が非常に重要です。難病患者だけでなく、ケアする人たちのＱＯＬや労働条件をどう考えていくのかということにもなります。

中島　病院での呼吸器はずれは医療安全のテーマであり、どんな疾患でもいい加減には対応されていません。少し言い過ぎだと思います。どんな治らない重篤な難病患者であってもそんなことが起これば、業務上過失致死になります。その点は安心していただければと思うのですが、川口さんの言っている内容で私が心配している問題は、ＱＯＬの低い難病患者であれば死を導いても刑法上の違法性が阻却でき、無罪となるような話が進むことです。つまり、終末期の呼吸器治療中止や安楽死の要件として、難病が対象となり、ＱＯＬが使われていくなら、どのように科学的に詰めるべきか大変重要になると思います。

私は難病のＱＯＬ研究者でありながら、最初、ＱＯＬは評価できるのかどうか、懐疑的で反ＱＯＬ学者だったんです。

川口　いつお気持ちが変わられたのですか？　何かきっかけでもあったのですか？

中島　九〇年代後半、SF-36[9]というＱＯＬ評価スケールを医師の福原俊一さんから教えてもらいました。残念ながら、この評価スケールは難病ケアや根治困難ながんの緩和ケアでのＱＯＬ評価をするものではないと確信しました。そして次にEuroQoL[10]（EQ-5D）という評価尺度を勉強しましたが、そこには、先ほどのＱＯＬの悪い話がすべてありました。ＱＯＬを効用経済学に還元し効用値（Utility）とするものです。例えば、歩ける人はＱＯＬが高く、車椅子はその次で、寝たきりの人はさらに低い。その

EQ-5Dが本当にひどいのは、死に対応する効用値は0で、心身とも健康な人が1だとすると、難病患者など人間によって0以下が出てしまうことです。それを知った途端、川口さんと同じく反QOLになりました。

川口　まったく、戦前のドイツ社会主義の「生きるに値しない生命（lebensunwertes leben）」論と同じなのですね。私たちは、現実に活き活きと暮らしている患者さんを見ているから、0以下になるなんておかしい、よくこんな間違ったものを研究しているのかと笑ってしまうのですが、これが現実の政策の中に入れば戦慄します。病気を心配する前に、政策によって社会から抹殺される恐怖を感じます。「生きるに値しない生命理論[11]」はEQ-5DなどのQOL理論に対応していますね。

中島　この問題は全世界に共通の問題であり、歴史的にも普遍的な問題であることがわかってきました。ヨーロッパなどでの国際学会で議論されてきましたが、日本では議論せず、米国の生命医学倫理を翻訳導入してきた。難病ケアでは、こんな方法ではなく、別の方法で、それを科学的に表現できないわけはないと思いました。医師の大生定義さんから紹介された方法、それがSEIQoL[12]（The Schedule for the Evaluation of Individual Quality of Life, 個人の生活の質評価法）（http://seiqol.jp）です。

SEIQoLはダブリンの王立外科大学の医学心理学教室のオボイル教授とヒッキー講師が提唱したものです。WHOが推薦する一〇個のQOL評価尺度のうちの一つですが、患者との面接が必要になるため、現実にはあまり普及していません。日本で使い始めて、びっくりするのはSEIQoLを行うと患者はみんな笑顔になることです。患者が、自分自身をより深く知りえたと思うと同時に、面接者ともそれを共有できたと思うようです。アイルランドはもともとスピリチュアルな国であり、資源も少ないのですが、脱工業化社会のグローバル経済の恩恵を受けて、英語を武器として経済発展し、個人あたりのＧＤＰは完全に日本を追い越し、消費社会・経済合理性の社会になってしまった。そして、薬物乱用や心の問題が出てきた。それを何とかしなければならないという気持ちが心理学者である彼らの中にある。また、アイルランドはまたホスピスの故郷でもあります。原型が首都ダブリンにあります。

彼らと相互に訪問しあい、多くのことを学びました。SEIQoL はジョージ・ケリーのパーソナル構成心理学[13]（personal construct psychology）を基盤としています。構成理論を使ったピアジェの心理学の邦訳はたくさんあるのですが、構成理論に関する日本語文献は少ないうえ、ケリーの心理学の邦訳はなく、理解が難しかったです。SEIQoL ではＱＯＬをパーソナル・コンストラクト（personal construct）とするところから出発します。社会学では、ソーシャル・コンストラクショニズム[14]（social constructionism）が流行しているようですね。難病ケアや緩和ケアにもナラティブ・アプローチ[15]を導入していますが、実はそこから入ってしまうとＱＯＬは深くわからなくなります。ＱＯＬの出発点はあくまでもパーソナル・コンストラクトです。心理学的にどう正しく評価するのかということが重要だからです。

先ほどの EuroQoL では、歩き回る程度が完璧で、身の回りの管理が完璧で、普段の活動が完璧にでき、まったく痛みや不安感や塞ぎ込みのないと主観的に思う人のＱＯＬが高いと定義してあります。そういう人のＱＯＬが高いのだと構成したのです。SF-36 も同じで、身体機能が完璧で、重いものを持って何キロメートルも歩ける、心もポジティヴに物事を考えられ、体の痛みがない、社会的生活機能がある、といった項目を評価しています。それが主観的にうまくできているとＱＯＬが高いと構成している。ここで、構成の仕方は勝手に考えられるもので、それを変えればＱＯＬが違うのだということがわかります。けれど、国民標準値データを見せられ、人のＱＯＬとはこうですよ、と言われると圧倒されてしまうのです。ＱＯＬとは、会話ができて、歩けて、社会性を持って生活できることと構成し評価するのは難病ケアや緩和ケアでは完全な間違いです。

人間にはいろいろなことが起きます。SEIQoL では構成の仕方をその個人に任せようとします。ＱＯＬはパーソナル・コンストラクトであり、「自分の人生において、大事に思っている領域や分野がうまくいったり・満足していることがＱＯＬ」と定義し、「そのようにＱＯＬを構成してください」と患者に言います。その計画がスケジュール（schedule）です。そして、人間はそれを一度に考えようとしてもうまくいかないから、それを最低五つくらいの領域に分割して意識化し構成してもらいます。ある人は仕事がうまくいっていて、家庭生活がうまくいっていて……と考えていくかもしれません。そしてさらに自分は釣りもしたいし、いろいろな人と会ってリフレッシュもしたい、とか考えていきます。重みづけをし、それぞれ視覚的評価スケール（Visual Analog Scale, ＶＡＳ）という主観的物差しで評価することによってＱＯＬを評価します。

ここで、ようやく、先ほどの看護師のバーンアウトの問題も、保健・医療・福祉従事者がチームを組んだときにＱＯＬの考え方が違うとケアにならないという問題も、解決できるという出発点が見えました。SEIQoL は心理学として洗練されていますから、ケアの介入の前後でプレテスト（Pre-test）とポストテスト（Post-test）ができますし、介入前を思い浮かべゼンテスト（Then-test）を行うことも可能です。ゼンテストとプレテストとの差が個人の反応性が変わったこと、つまり、個人の心が変化し価値判断や重みづけが変わったことに対応するとされ、レスポンスシフト（response shift）と呼ばれています。

SEIQoL では本人と代理人（proxy）によるＱＯＬ評価の比較研究もできます。
川口　本人の自己評価のほうが、家族や医師による評価より高くなる傾向があると聞きました。それに、調査者の資質が重要ですね。主観的な「語り」の構成を手伝うわけですから、善くも悪しくも導ける。
中島　SEIQoL では最終的に一次元的な SEIQoL-index が算出されます。パラメトリックな数値ですから、平均も分散も算出できる数値です。主観的な個人のＱＯＬを上手に表していることは間違いありません。同じ一次元的な数値を出す EuroQoL とは全く異なっています。

EuroQoL では効用として、質調整生存率（Quality Adjusted Life Year, ＱＡＬＹ）を算出しようとします。ピンコロズは「あなたは短くても太い人生がよいのか、それとも長い人生を細く生きるのがよいのか」という価値観を歌で宣伝していますね。人間は元気よくピンピンして生きているのだったら意味があるけれど……という「ピンピンコロリ」の考え方ですね。例えば一〇年ピンピン生きたら10×1で10、寝たきりだったら10×0.1で1でしかない、と。これがＱＡＬＹによる考え方です。

この考え方に基づいて、国民から、データを集め、多変量解析したものが EuroQoL ですが、数字を使いこれほど人間を貶めた学問はないと思っています。考え方も統計分析手法にも誤りがあると言えると思いますが、古典的な厚生経済政策においてはすごい誘惑です。「意味のない人たち」に対する無駄な分配、医療・福祉費をどうやってうまく減らすのか。彼らはそうは言わずに、「意味のない医療や福祉をしないように、無駄を省き、効率のよいものにしたい」と巧みに言います。例えばオレゴン州のヘルス・プラン[16]で――オレゴンは医師幇助自殺が認められている州ですが――、ＱＡＬＹに基づいて保健・医療・福祉費を再分配しようという議論が行われました。

災害現場では、「難病患者さんなどに対しては、こんなに効用が低い人をどうして最初に救わなければならないのですか？　復興作業ができる人から先に救助していくべきであって、どうして寝たきりの患者さんを先にする必要があるのですか？」という極端なトリアージ（triage）の考え方が出てくる可能性があります。トリアージは本来、災害医療からではなく、戦争医学で確立した概念ですのでなおさらです。

川口　中越沖地震では震源地の柏崎にある新潟病院ではどうしたのですか？　難病患者さんにはトリアージがなされたのですか？

中島　逆トリアージ(17)をしました。今後は地域防災計画に逆トリアージ理論を入れる必要性を痛感しています。難病や医療依存の高い人は、電気や水道だけではなく、訪問看護師、ヘルパーなどのチームで支えています。電気などインフラが止まったら人工呼吸器をつけている在宅患者を救出しなければならないと言われますが、それだけではありません。訪問看護師さんやヘルパーさんが被災して来られなくなった瞬間に、在宅療養は不可能となるので、周辺の病院に搬送することを約束しておかなければなりません。それを決めておかないと患者さんや家族が困って、救急隊や病院に電話をしても、「息しているんでしょう？　怪我していないんでしょう？　こんなに怪我人や重傷者が続出しているのに、どうしていますぐに転送する必要があるんですか？　どこも今は一杯ですから、待ってください」となるだけです。ですから、私たちは逆トリアージ理論を地域でちゃんと話し合ってつくっておいたのです。

地域でそういう議論をしておくと、消防署も保健所も自治体も地震直後から全部動いてくれました。今後は、「難病患者の災害対策指一回も議論をしていなかったら、どうなっていたかはわかりません。

針」を地域防災計画にあらかじめ入れ、社会インフラをつくっていくことが重要だと思います。

緩和ケア――「延命治療か尊厳死か」のリフレーム

中島 「緩和ケア」や「ホスピスケア」と言われたとき、これは同義語なのですが、みなさんはどういう風に思うのでしょうか？ ホスピスは死に定められた方が痛みなく上手に死ぬところでしょうか？ 尊厳死を達成する場所でしょうか？

川口 やはり日本では「緩和ケア」というと死にゆく人を対象にする終末期医療だと普通は思うでしょうね。それにドクターから「延命しますか？」と聞かれたら、普通は「嫌です」と答えるでしょう。「延命」も貧困なイメージが仕組まれている言葉です。「終末期」もそう。「終末期」の定義などできないと私は思っています。でも、がんの終末期の「緩和ケア」が、いわゆる「緩和ケア」として言われ、「ホスピス」も安らかな死に場所というイメージ。緩和ケアは終末期とどうしてもダブりますよ。

中島 そのフレームではまったく駄目だと思います。九〇年代後半、ＱＯＬ研究、脳機能解析研究、ホーキング教授[18]との面会、そして緩和ケア研究のためにイギリスに行きました。そこで案内してくれたのは、イギリスで看護師の資格を取り、ロンドン郊外のシデナムにあるセント・クリストファー・ホスピスで働いていた阿部まゆみさんでした。私は「緩和ケアなんて言ったって、患者さんに上手に死んでもらうんでしょ？ 方便でケアと言っているだけで、要は本人に痛みなく上手に死んでもらって、家族もあまり涙を流さなければ成功なんでしょう？」と。そうしたら阿部さんは「先生、それは絶対に違います！」と言うんです。今から思うと、私はまったくひどい人間でした。そして、セント・クリストファー・ホスピスに行ってびっくりしました。ドアは狭いが、そこから空間が広がっていて「狭き門より入れ」ですね。明るい空間と心を落ち着ける空間があった。

川口　宗教的で日常から隔絶された特別な場所かと想像していましたけど、そうではなくて、窓が大きくて、イギリスの庶民が行き慣れているような地域センターのような建物で。

中島　ええ。でも、そのときはまだ緩和ケアは嘘だと思っていました。その後も、ずっと緩和ケアのことを考えてきたのですが、英国ではＡＬＳが緩和ケア対象疾患であり、日本の緩和ケアではそうではないということを知って、イギリスではＡＬＳに人工呼吸器を使わず、上手に死んでもらうために緩和ケアをしているのだと思いました。その後、それは間違いだと気がつきました。川口さんはまだそう思っていますよね。

川口　はい、そう思っているところもあります。

中島　イギリスでもまだホスピスを死ぬ場所だと誤解している人もいるそうですが、そうでない人もいます。イギリスの緩和ケア医師とこの数年間、相互に訪問し、セミナーを開催し、シシリー・ソンダース[19]の書簡集を読んだりする中でわかったのは、日本の緩和ケアは緩和ケアではないという事実です。最近、がん対策において、緩和ケアは早期から始めなければならないと言われますが、その意味を本当に理解している人は日本にはいないようです。

　人間は自分が治らない病気であることを知ったとき、不安や悲しみと葛藤とでパニック状態になります。その後、「そんな自分の人生だったら、無駄な延命措置なんてせずに死を選びたい」、「そんな人生は生きる価値がない」という考えが生まれます。「延命治療」をするか「尊厳ある死」を選ぶのか、言い換えれば、人工呼吸器をつけて延命治療をするかつけずに尊厳を持って死ぬか、という葛藤が起きます。端的にはこの葛藤を解決しようとするケアが緩和ケアと言えます。よく緩和ケアは「死の受容」を目標としていると思われていますが、まったくの考え違いです。緩和ケアは「死に至る病であっても病気と共に生きていくこと」を肯定する過程をサポートするのです。これは大きな違いです。巷の死生学(death education)や死の受容の解釈はまったくの間違いです。実は、延命治療か死かというフレームではどんな人も葛藤を解決できないとするところから緩和ケアは始まります。

ソンダースが一九六七年に近代的な緩和ケアを立ち上げたとき、基本的な三つのアプローチを示しました。一つは、症状や葛藤を科学的に解決するために、人間の苦悩をトータル・ペイン(total pain, 全人的苦痛)概念で捉えたことです。もう一つは、多専門職種によるチームケアを始めたことです。そして一番重要なのは、治療概念をやめてパリエーション(palliation, 緩和)概念に変更したことです。例えば、疼痛緩和のオピオイド療法も、食事が摂れなくなった人に対する栄養療法も、呼吸不全に対する呼吸を助ける療法も、歩けなくなった人に対する理学療法も、みんなパリエーションとなりました。延命治療がよいのか死がよいのか、というどんな人も決して抜け出せないというフレームを、パリエーションを適切に行っていけばそれでよいのだ、という風にリフレーミングして葛藤を乗り越えたのです。

そうすることによって何が変わったか。患者さんや家族の心が変わってきました。自分は半年後には死ぬだろうと知り今を生きられなくなったときに、パリエーションを積み重ねていけば、生きられるのではないかと思えるようになった。自分はALSと言われ、延命治療を選ぶか死を選ぶかと問われ、気がおかしくなったが、適切なパリエーションをその時々に繰り返していけばよいのではないかと思ったら生きられるようになった。死はすべての人に訪れるものであり、難病患者という理由で特別な死を考える必要はないのではないか、と思えてくる。保健医療従事者もそうで、その時々に相応しいパリエーションを積み重ねていけば、「延命治療を選択せずに死を選ぶ」というフレームで考える必要がないとわかった。緩和ケアというのはそういう装置なのに、まったく勘違いし、緩和ケアは無意味な延命治療を不開始するか中止して、尊厳死・安楽死を導くものであるという誤解が日本だけでなく全世界に溢れているのです。緩和ケアとは全ての治療が延命治療ではなくなると構成することなのです。

緩和ケアはその他の国では政策にも使われていきます。アメリカでは、生命維持療法をしない人に行うケアが緩和ケアとされ、日本ではがんとＡＩＤＳの終末期医療を行う場が緩和ケア病棟と定義される。そして、緩和ケアを終末期の医療費削減ための装置として使い始める。尊厳死協会は尊厳死を達成するための方法として緩和ケアを捉える。

緩和ケア運動にもし問題があったとすれば、英国の当たり前の在宅ケアが元だったので、理論的な記述が足りなかったということです。緩和ケア・ホスピス概念はある方にとってはごく普通のケア概念ですが、理解できない方はいつまでたっても理解できない。

緩和ケアではパリエーションとして、オピオイド治療だけでなく、車椅子作成、在宅調整も、人工呼吸器療法も、経管流動食投与も行なうもので、そうすれば、患者も家族も医療従事者も「延命治療」という呪縛から解かれ、適切なケアができ、そして活き活きとした生が保証されますよ、というものです。ＷＨＯはちゃんと理解しています。

川口　がんもその考え方でいけるわけですね。パリエーションであれば、オピオイドだけでなく、呼吸器だって経管流動食だって苦痛緩和の道具ですから。

中島　がんでも難病でも本質的には同じです。主観的に治らないと思っている病気は全部これに対応します。

川口　大事なところですが、がんの緩和ケアと難病の緩和ケアとは違うと思っている方が、私も含めて多いのですけれど、本当はどうなのですか?

中島　考え方は本当は同じなのですが、日本では相互に誤解しています。日本は一九七二年に難病対策として、日本独自の難病ケアを始めたのですが、世界的に言えば、難病ケアは非悪性腫瘍の緩和ケアに分類されます。海外では、日本の難病ケアは研究補助金で始まり、その他の保健医療施策にも概念を反映させた"Nanbyo care"であり、医療概念的にジャパニーズ・クールですごく格好いいと思われている。Sony や Nintendo の仲間なのです。

川口　中島先生が世界に向けて、「難病（Nanbyo または Nambyo)」をそう宣伝しているのではないですか（笑）。

中島　私だけではありません。『神経内科の緩和ケア』という本をオーストラリアのイアン・マドックスという緩和ケアの教授らが書いているのですが、日本に記念講演に来たら、日本の難病ケアのことを Medline（http://www.ncbi.nlm.nih.gov/pubmed）から盛んに引用し、これが実際の緩和ケアですよねと紹介した。ただ、本のほうは少し気にかかる記述もあった。オーストラリアもオレゴンと同じなのか、緩和ケアに尊厳死の汚染があるのが多少残念でした。

こちらから難病ケアを英語で発信する必要があるのですが、そのために、もっと多くの人文社会学者がこの分野に入ってきてもらえるとよいです。日本の人文社会学者は海外概念を一方向で翻訳するだけでなく、現場の情報を元に、双方向の情報交換を促進してもらいたい。

川口　先生の緩和ケアをすると「ほっとけば死ぬのに余計なことをして」と思う人もいるでしょうね。少しでも生きたいと思っていた患者は飛びつき、死ななくなり、ケアも続くので。緩和ケアであっても、パリエーションの仕方によっては「パターナリズムだ」という批判も出るのではないでしょうか？今までは、緩和ケアは無駄な延命治療を否定してきたのに、それは違うと。

しかし、呼吸不全に対する治療として、多くのＡＬＳ患者が人工呼吸器を有益だと評価しているのですから、緩和ケアのパリエーションとしてこれでよいのです。呼吸器のユーザーが証言しているのですから。この実感を国民に理解してもらえる方法を考えなくてはいけません。

中島　緩和ケアは医療費削減のためになされるのではありません。

川口　でも、功利的な医療政策のための緩和ケアになってしまう傾向もある。気をつけないといけないですね。

中島　それは緩和ケアではなく、自己決定による安楽死政策です。私が、以前誤解していた緩和ケアのイメージと同じです。もう一つの緩和ケアの誤解ですが、イギリスのオリジナルでは、地域社会で自分が活き活きと生きていくのを支援してくれるシステムを緩和ケアと言うのですが、日本では緩和ケア病棟で上手に死ぬことを言っています。基本的に緩和ケアは在宅療養を志向していますが、日本では違っています。日本の緩和ケアが制度としておかしいことは明らかな事実と言えますが、どうして日本で間違ったのかを検証していく作業が必要です。政策的にあえて間違って導入したのは誰かということはわかっており、また同じ方が、一年間に地域ごとに何人死を看取れるかを算出し、保健・医療・福祉計画を立てるなど研究しつつ、在宅死を効率よくするために尊厳死運動をも利用しているのです。

ところで、尊厳死協会の会員の中には、純粋に「本当に私が望んでいるのは先生が言っている緩和ケアなんです」と言ってくれる人が多くいます。まったく正反対の概念構成なので大変驚きますが。

川口　清水哲郎先生にご相談して、うちのＮＰＯで二〇〇五年の春、大手町のサンケイホールで「尊厳死、ってなに？」というシンポジウムをやって、中島先生、伊藤道哉先生、清水哲郎先生、立岩真也先生、日本尊厳死協会から井形昭弘先生をお招きして討論会をしました。新聞広告を出したら事務所に毎日のようにたくさん問い合わせがありましたが、ほとんどが上品なご婦人からで、聞きに行けば尊厳死できる方法を教えてもらえると思ったらしいんです。

中島　尊厳死協会に入っている患者さんは、最近は高齢の一人暮らしの女性が多いんです。

川口　家族の世話になりたくないという主婦が多いです。

中島　確かに、私を尊厳死協会のドクターだと思っているんですよ。私が「あなたのお気持ちを尊重し、傾聴しますので、今後もよく話し合っていきましょうね」というとみんなが安心、納得される。私がやっていることが尊厳死だと思っている。大きな誤解ですが。私は、尊厳死のフレームで医療をすることでは決して尊厳死にならないし、その方法では人間は決して幸せにならないと言っているのにです。問題は厚生経済政策が尊厳死運動をマクロ経済にうまく利用しようとしていることです。一方、尊厳死協会の会員は、「私たちは医療費削減のために尊厳死を求めているわけではない」と言います。彼らはお金ではなく、尊厳が問題なのだと言うわけです。人間の心が悪用されているのは明らかです。

緩和ケアの研究をしてもう一つ驚いたのは、緩和ケアの経済基盤や評価の件です。イギリスに行って、「どうやってホスピスを維持しているのですか？」と聞いたら、「緩和ケアのアウトカムは本来測れません。オーディット（ケアの適否判断）はしますが」と緩和ケア医が言っているのです。現代医療は費用対効果のためのアウトカム重視です。ところが、イギリスのホスピスではそれを測らない。まず、イギリスには国民保健サービス（National Health Service, NHS）という無料の医療システムがあります。川口さんはNHSは最悪のシステムだと言うかもしれませんが、ホスピスも無料です。「どうして無料なのですか？」と聞いたら、「寄付があるからです」と言われました。つまり費用対効果による分配の原則がホスピス領域には適応されていないということがわかりました。

Nanbyo care への道――難病ケアは緩和ケアか

川口　私は介護生活に突入する直前まで、イギリスで子供を育てていたのですが、プレップスクール（大学進学を目指す私学）では社会的弱者を守るプライド、ノブレス・オブリージュ（noblesse oblige）を徹底的に叩き込まれます。それで、小学生でも一〇ポンドのお小遣いが溜ったら、三ポンドくらいは自分の好きなNPOに寄付するということが習慣化していました。それから、ファンド・レイジング（寄付集め）も、一〇〇メートル泳げたら一ポンドくださいと周囲の大人たちに事前に約束しておいて、達成したら集金して歩くというような。うちの子が二年生だったとき、クラス全員が書き取りで一〇〇点を一ヶ月間取り続けたら、クラスメートが白血病で入院している病院にPTAは多額の寄付をするという約束をして、子供たちはもちろん達成しました。そんなふうに学校で寄付を取り入れた教育をしていました。クリスマス・シーズンになるともう散財です（笑）。

中島　上部構造からやっているということですね。私は下部構造から理解していました。ロンドン郊外の住宅地域では、例えば、お年寄りが二人で暮らしているとする。そこで、「自分が死んだらこの土地と建物を寄付するからこのコミュニティで生きるために最後までケアをしてくれ」と言う。それがホスピスの財源です。すごいのは、彼らは「私の土地と建物は二億円の価値があるから自分にはホスピスの特別室をお願い」とは言わない。つまり「〇円しか払えない人と同じでよい」と言う。それはイギリス人の文化性であり上部構造なのですね。下部構造と両方で攻めていくので、ホスピスが地域で成り立っている。そして社会的に肯定されるシステムになっている。だから、費用対効果は地域の住民にとっては自明なのであり、どれだけ死の質を高めたかとかいう数値目標は必要でない。

川口　オクスファム（Oxfam）は有名ですが、他にも本とか古着などをボランティアが売って、その収益をホスピスに回すような団体がたくさんあります。それもＮＰＯの大きな資金源になっています。ＮＨＳみたいな公的社会サービスが限定的で融通が利かず、自分たちのニーズに合わないから、市民が草の根レヴェルでシステムをつくって、運営しているという面がある。

中島　社会がホスピスを肯定している。日本やアメリカでは、臨床試験、つまり人体実験で証明されないもの以外には税金や保険から出さない。しかし、緩和ケアに人体実験が必要なのだとはイギリス人は言わない。

川口　繰り返しますが、ＮＨＳでは満足できないし、ＱＯＬも荒んでしまうので、民間でやっているのだと思いますよ。ホスピスもＮＰＯです。

中島　そうですね。確かに、英国のホスピスは国家制度として法律で運営されているのではないですね。やはり国民全体の知恵という総合力ではないでしょうか。

川口　はい、政策に見放された民間の連帯はすごいです。イギリスにしろアメリカにしろ政策で期待できないとなると、完全自費か、地域社会で自分たちでお金を出しあってやるかです。母の発病で日本に飛び帰った翌日から、区の保育行政に息子を頼むことができました。そのときは、保健所や公立保育園が熱心で助かりました。フィラデルフィアでは、教会や大学のボランティアがいろいろやってくれていましたし、ロンドン郊外の地域センターはバラエティがあってよかった。

中島　そういう総合力というのは絶対に必要です。

川口　民間主導で社会システムをつくっていく時代になっていくでしょうね。でも経営感覚がないと寄付も集まらないし、事業をしなければ事務局の維持が困難です。任意団体をＮＰＯにしても大したメリットはないのに。

中島　しかし、ある意味では、川口さんが実践している「さくらモデル」（後述）はそれを目指しているしうまい。英国での経験が生かされているのではと思います。

川口　いえ、障害福祉も給付だけに頼っていると、多分この先はないと省の課長から言われたことがあります。これからは自助努力をして民間から寄付やボランティアを募る方法や商売を考えてほしいと言われる。でもこれには相当困っています。根治療養のない難病ケアは市場原理に乗れないし、今も地域間格差が問題になっていますから、国が責任を持って一人ひとりの生存を保障しないといけない。ＡＬＳ患者などは、無理解な地域コミュニティに任せきりにしたらＱＯＬは底なしに下がると思いますよ。

それに、もし患者の福祉や研究者への資金調達を自由経済に委ねたら、今度は製薬会社などの企業にとって利益になる研究や患者会に寄付が偏るでしょうね。また、今の日本の教育システムでは、大人になって急に弱者救済に必要だから税額を上げる、健康な人は負担しろと言われても、弱い立場の人たちをよき隣人として想像できないのではないでしょうか。私が教員をしていた八〇年代のインクルーシブ教育（統合教育）では通常児と障害児をできるだけ近づけて教育はするけど、学級編成では別々の教室で学ぶことが前提でしたから、障害児は特殊な子という見方が否めなかった。でも、インクルージョン教育（包括教育）では健常児も障害児も同じ教室で育んでいきます。人間はひとりひとりが違うことを前提として障害の有無で分け隔てないで、障害を個性の一つとして多様性を認めようとする教育です。ロンドンで子どもたちを通わせていた学校ではインクルージョン教育を行っていて素晴らしかったです。だからまず、日本は教育から変えないと。インクルージョン教育をしていないので、相互扶助の実感が湧かないから税率も上げにくい。今日の日本のエリートの多くは偏差値を気にしながら育ってきていますから、努力が足りないとか自業自得だという風に思ってしまう。

中島　難病概念をさらに社会化し、国際化していく必要がありますね。そうすれば寄付もできるし、国の研究事業として補助金も出す、というかたちで両方やっていける。民間が頑張ってきたから国が撤退する、ということではなく。以前、厚生労働省はグローバリズムの中で、「難病」という言葉をなくそうと思ったような節がある。米国とのハーモナイゼーション政策です。私はそれを感じ、先にNanbyo care modelを海外に売り込み逆輸入した。日本人は自分でつくったよいものを尊重してうまく使うとよいのです。

川口　これまで日本が難病のようにアウトカムを出せないものを、国策でやってきたというのは素晴らしいことなのに、どうしてもっと国際的にアピールしないのでしょうか？

中島　難病ケアと緩和ケアは、実は二つとも費用対効果、アウトカムが出しにくい領域をどうすればよいのかという問題を解決するための社会モデルです。厚生経済学者はもう少しこれらを研究すべきです。現代の費用対効果の効用主義経済の思考の中で、「これだけやってどれだけのアウトカムがあったの？」ということをホスピスの中では要求してこなかったし、日本の難病ケアでも研究事業なのでケアのアウトカムは要求してこなかった。一九六七年に緩和ケア、一九七二年に日本で難病ケアが立ち上がりましたが、歴史的には実は同じものを目指していたのです。目指しているものはアメリカの生命医学倫理のＱＯＬではない、ＱＯＬです。私たちは人文社会学者が批判しているＱＯＬ以外のＱＯＬを最初から知っていたのです。アイルランドのオボイル教授も同じです。ＱＯＬ概念の最初を米国に持ってくる人がいますが、それは違います。難病ケアも緩和ケアも全然違うＱＯＬを最初から目標としています。

川口　でも、難病の定義では確か患者の社会的困難の救済も謳っていたはずなのに、福祉でなく、医学研究ベースであるというところに、当事者からの批判があります。特定疾患もある意味においては、たくさんある難病の中から希少性で対象疾患を絞り、研究成果を上げやすい疾患だけを救い上げてしまった。でも、患者の個人の福祉は二の次なので、研究対象の患者であっても、社会面ではまったく救い切れていない。

中島　そうですね。批判もあるとは思います。この間も難病患者の脳バンク[20]（brain bank）義務論には酷く反発されましたよね。

川口　そりゃそうです。ＡＬＳの医療費は特定疾患研究事業の研究費から出ていた。だから、死後は研究のために脳を提供する義務があると医師が説明して、脳バンクへの贈与の約束を生前に取りつけると言われました。特定疾患の患者はモルモットですね。随分えぐい話だと思いました。

中島　最初に難病ケアを立ち上げた人たちの話を聞くと、こうなんです。研究ということになったら、それまですべての人が見捨てていた難病患者さんたちを、お医者さんが熱心に診察するようになった。お医者さんが来て、患者さんのケアを看護師さんと一緒にするようになった。研究事業として立ち上がったから、論文を書くために熱心に診察し、データを集め始めたのですが、患者に嫌われちゃいけない。データを取るときに一生懸命診察しなきゃいけない……。研究しているドクターはデータを取るために診察しているのだけれど、患者さんのほうは一生懸命診てもらえたという気持ちになっているだけ。最初は同床異夢だったのです。政策的な補助金としては研究事業だったのだけれど、患者さんのためになっていた。その中で医師も難病患者の本当の問題を理解し、お互いに心を開いて、わかるようになってきた。患者支援団体や当事者団体と話が弾むようになった。今日のようにです（笑）。

川口　最初は医学にも批判される部分はあったのだけれど、患者さんとの相互的な作用があったのですね。医師にはよい論文を書きたいとか、これで教授になりたいとかいう気持ちがあって呼吸器をつけた。そしたら、患者さんが喜んで、生きてよかったと言い出したから、研究目的が人道目的に変わってきた。

中島　医師も途中でわかったのでしょう。難病対策は研究事業だったが、患者さんを支える福祉的な柱にどんどんなってきたということです。私は難病という概念構成がそうさせていると思っています。先見の明があり大変な価値のある社会システムを先人たちは洞察力をもってつくってくれた。
川口　中島先生のＱＯＬ研究班以前は「難病のケアシステム」研究班[21]でしたね。あの少し前に、難病看護学会が立ち上がり、その辺りから医療研究者の気持ちの逆転が起こってきたのではないでしょうか。呼吸器をつけて在宅に出したのも、初めは医療費削減に寄与する政策的な部分もあったのだけど、一旦在宅に戻してみたら、患者と家族のＱＯＬがバーンと上がった。
中島　本当は、政策的ではなく、患者がやはり家に帰りたかった。でもそれが一度成功したら、政策的にも使えることに気づいた。その相互作用でしょうか。在宅の制度がいくつかできたのは社会的入院を減らす方策だったかもしれないが、患者さんは一度家に帰れると、病院にはもう帰りたくないと言う。家族が悲鳴をあげてもです。そうなればそれを支えるシステムを作らなければいけなくなる。
川口　当時も今も患者は病院から追い出されるわけですが（笑）。そして、自宅での家族介護が称揚されるようになり、「愛ある家族」が難病患者の受け皿になった。その代わり、在宅での医療費は難病事業などで保障されるようになった。
中島　本当の現実はもっと複雑だと思いますが、そのようにモデル化した川口さんの理解でも今日はよいことにして議論を進めます。難病対策・難病事業というのは日本独自のもので、診療報酬体系や障害者対策や介護保険制度にもよい影響を及ぼしているのに、グローバリズムの中では非常に肩身の狭い思いをしている政策担当者がいる。これはむしろジャパニーズ・クールだと世界の学者も思っているのにです。難病ケアは世界的には非悪性腫瘍の緩和ケアの分類に入るのですが、行政府の行っている補助金制度の中で、たったこの程度の金額でこれだけ大きく成功した緩和ケアは世界にも例がありません。少し空想が過ぎるかもしれませんが、問題の多い日本のがん対策をも難病対策の中に入れ込む大逆転も本当は可能なのですが。そうすればがん対策の質が向上し、費用も明らかに軽減でき、大成功するかもしれません。

川口 難病事業で長期生存が可能になった分、患者は喜んだが、家族の介護負担は明らかに増大しました。そこで二〇〇三年以降の話になりますが、難病ケアから生まれたさくらモデルって、自画自賛ですが、難病に障害福祉の自立理念も入れた「真珠」だと思いますよ。

中島 そうですね。さくらモデルは日本の難病対策と障害者政策を掛け合わせたものですからね。

さくらモデル——当事者が雇い、育て、ビジネスする

中島 川口さんは難病介護支援のためのNPO法人「さくら会」の理事を務められていますね。「さくらモデル」について詳しくお話しいただけますか。

川口 東京練馬区のALS患者、橋本みさおさんが一九九三年につくった任意団体の在宅介護支援さくら会に、ALSヘルパー養成研修事業部を増設したのが、ヘルパーの吸引がとりあえず容認された年、障害者施策の支援費制度がスタートした二〇〇三年でした。

そしてNPOにしたのは翌年二〇〇四年。橋本さんは他人介護による在宅療養を二〇年来実践し、地域福祉を開拓してきた人です。家族介護を期待できないALSの患者は、在宅で療養したいと思ったら公費による他人介護に頼るしかないのです。でもそれは容易なことではない。だから、橋本みさおさんの療養スタイルをモデルにして広めたいと思いました。それがさくらモデルです。

私は研修事業の開始直前に、橋本さんや立岩さんから勧められて介護事業も始めていました。一般の介護事業所はALS患者を回避しがちです。だから、母の在宅介護を継続するためにも、友人でもあるヘルパーさんたちの生活レヴェルを維持するためにも、自分で開業するしかなかったんです。そして、だんだん地域のALS患者や障害者にヘルパーを派遣するようになり、仕事として成立しました。すると、どうやったら起業できるのかとか、ALSのヘルパーを養成できるのかとか、呼吸器をつけた当事者がベッドの上からメールで聞いてくるのです。私は介護事業ならALS患者でもできると思っていましたし、むしろ自分の身体で吸引や文字盤の実地研修ができるので、適任だと思い始めていました。それで問い合わせに対しては、申請書のコピーを送ったり出向いたりして支援しました。そうやって、都内でもALS当事者の事業所が数軒できてくると、今度は一般の人に支援費制度（現在は障害者総合支援法）のヘルパー資格を取得させるための、協同研修機関が必要になってきたので、橋本さんと私の事業所のスタッフで、ヘルパー研修事業部をつくりました。そこで、二〇〇三年九月から毎月「進化する介護」という研修会をやってきて、始めてから四年間でおよそ六〇〇名の新人ヘルパーが修了し、現在は二〇団体ほどが新人ヘルパーの研修を委託しています。こうして、都内近県のALS患者には、二四時間在宅療養を支える介護者養成のシステムができてきました。

中島　さくら会の仕事を初めて聞いたとき、とにかくびっくりしました。当事者・家族が会社を設立して介護事業を行い、ヘルパーの教育もやっている。

これを日本で広めていくためには、さくらモデルとしてわかるように説明する必要があると思いました。国の政策に基づく補助金で運営されているものですが、どう使いどう還元するかというモデルを完成させる。それが真に成功すれば、新厚生経済学で言うパレートの均衡が成立するのでしょうか？　この辺りは私の射程範囲から外れています。今後は社会システムになれるかどうかだと思います。

さくらモデルがよかったのは、今の微妙な制度——例えばヘルパーによる吸引[22]——が容易にできるということだと思います。一般のヘルパー事業所は「吸引」を嫌がり、業務として強制できないのですが、さくらモデルでは当事者ですから、問題ない。これは日本の在宅療養革命で歴史的なモデルと言えます。

川口　安楽死の対象にもなる人たちが、パーっと元気に再起しちゃって、人工呼吸器をつけて寝たきりでバリバリ働いて社会参加もしているわけですから。そして地域医療の基盤整備にも貢献している。他の患者・家族にとっても当事者が育てたヘルパーなら、疾患特有なニーズを理解してもられるので、やっと制度が利用できるようになり喜ばれました。これは、先生がおっしゃるように上からできることではないし、一人の患者が一点突破で地域社会を変えていけば、介護給付も地域の別の当事者に循環させることができるようになる。これはもう日本から発信してよい話だと思って。二〇〇六年のＡＬＳ／ＭＮＤ国際シンポジウムでは中島先生と相談して〝SAKURA MODEL〟と命名して、ＡＬＳ患者によるビジネスモデルとして報告しました。本来は介護給付としての補助金の運用を、患者の立てたプランでできるようにするセルフ・マネジメント・モデルなのですが、パワーポイントで患者のところに札束を飛ばしてアピールしたら、いつもは日本の医療や支援の在り方に批判的な豪米の患者会にも受けました。市場原理に対抗したいハッタリだったのですが、「なんだあ、病気も患者の資源や商売になるなら文句ないんだね」と思った（笑）。

でも、さくらモデルは医療と社会福祉に資源が十分に分配され連繋していることが前提です。患者の主体性だけでは無理で、病院を嫌って専門医療を受けるチャンスを失っては逆効果。レスパイト入院(23)ではヘルパーの付き添いを認めるなど、制度上の連携から緊急に進めるべきです。

中島　やはりみんな病院嫌い、医者嫌いです。例えば私たちがちょっとした腰痛や頭痛、眩暈になったとして、医者へ行ってもなかなか解決されない。がっかりして帰ってくる。それは障害者であればなおさらです。病院はもともと、この病気はこれ以上治せないのでもう来るなと言われたところですから、嫌いなんです。現代の医療が科学になったから患者さんの問題が解決できないのではなく、現代の医療が持っている科学性自体が間違っているだけなのです。これは患者さんの問題を科学的に捉えていないということです。これは現代医学が戦前のドイツ医学に根差しているためです。人間科学的な再構成が現代医学には必要です。もう一度、医学をつくり直し、教科書を書き直したいですね。

川口　はい。明るくリーダーシップがとれる在宅志向の医師がいなかったり、在宅呼吸療法に対する地域医療の偏見があったりすると、多専門職種ケアを在宅でやるのは難儀です。それで、どうしたらよいかと考えたとき、橋本さんの療養生活を見て、患者本人が専門職に指示し、自分のニーズが達成されるシステムでなければならないとわかりました。そのためには、告知後すぐにセルフ・マネジメント・プログラムを始めて、専門医や専門ナースによるアドバイスも全国どこでも気軽に受けられるようにしたいですね。障害者団体には、地域で生活するための研修や自治体交渉のノウハウの蓄積がありますから、各地で重度障害者の地域生活が成功していますし、彼らは実際、独居ＡＬＳ患者の療養支援もしています。でも、家族と同居している患者や高齢者用のプログラムではないので。病院や地域医療や障害当事者団体や患者会が、連携してやるべきことは際限なくありますね。

ドイツ医学――現代医学のパラダイム

中島　以前、米国神経治療学会（ＡＳＥＮＴ）で発表したとき、時間ができたので、ワシントンＤＣのホロコースト記念博物館に行って“Deadly Medicine”という特設展示を見てきました（http://www.ushmm.org/information/exhibitions/traveling-exhibitions/deadly-medicine）。そして当時のドイツ医学が何であるのかがわかりました。戦前のドイツ医学は恐ろしいとみんなに言われるけれど、私たちのやっているのと何も変わらない。私たちはそれを明らかに継承している。ではどうしてホロコーストをしてしまったのかということですが、私たちの医学の中にもそのメカニズムは消えていないことがわかった。

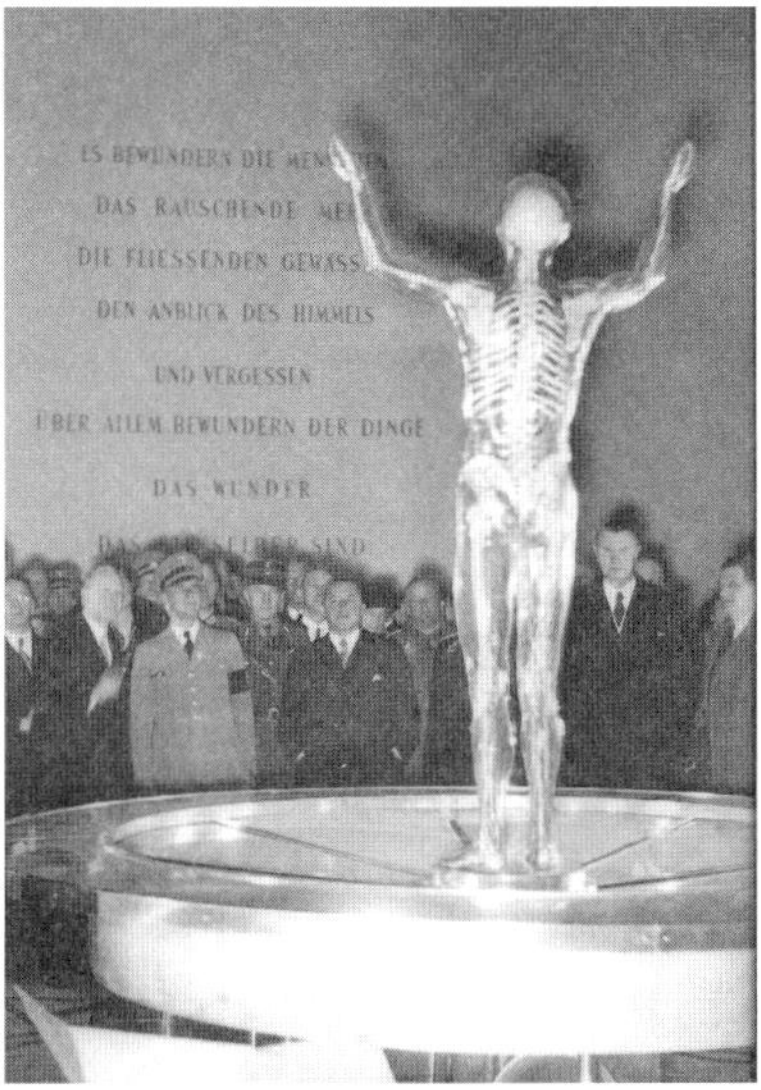
ES BEWUNDERN DIE MEN
DAS RAUSCHENDE ME
DIE FLIESSENDEN GEWÄSS
DEN ANBLICK DES HIMMELS
UND VERGESSEN
ÜBER ALLEM BEWUNDERN DER DINGE
DAS WUNDER

図　DEADLY MEDICINE: CREATING THE MASTER RACE より

アメリカ人も日本人も当然のことながらドイツ医学を絶賛しました。これはその頃にドレスデンにあった衛生博物館の写真です（**図**）。ここには人体模型があって、グラスマン（glass man）と言いますが、ボタンを押すと動脈や脳が点灯しわかるようになっています。「人体の不思議展」のようなものですね。完璧な人体模型で、今でも通用します。医学の教科書はここから来ているのです。アメリカの医学のルーツも同じで、本質はまったく変わらないのです。この図の中にはワイマール共和国の政府高官とナチが同居している。ホロコーストを引き起こしたのはナチの人種政策が悪かったからだと思われていますし、アメリカの生命医学倫理学者もそう総括していますが、実際には違います。

『ナチスの発明』という本にもありますが、がん対策もアスベスト対策も、労働者福祉対策も、すべて戦前にある。こんなに理想な国はない、というくらいです。その中で理想の医学をつくろうとした。ワイマール共和国では障害者施設や療養所をたくさん作った。ところがその経費が軍事費よりも高くなってしまった。どうやってそれを削減するのかという話になる。バイエルという製薬会社が尿と林檎からルミナールという薬を化学合成した。これは一般名をフェノバルビタールという名で今も使われているてんかん薬、睡眠薬でもあります。ドイツはてんかんを持つ重症心身障害者ケアを頑張ったが、頑張ったのに治せない人を安楽死させた。ケアしきれずに慈悲殺をした。最初はルミナールを少しだけ匙加減し、やや多めにするとてんかんも起きなくなり、眠りにつき、安楽に死に至るということだったのです。

川口　国民的バーンアウトですね。

中島　とにかく、ドイツの医学は良い生（good life）を、ユートピアをつくろうとした。ナチスはワイマール共和国の延長線上にあって、何の断絶もありません。私たち自身がそこにいると思ってもよいくらいです。そこにはすべて真似すればよいくらいの近代的政策の宝庫があり、誘惑がある。

ホロコーストをしないためには、そのフレームからどうやって脱却できるのかを考えなくてはなりません。これだけ最高の医療をしたのに、それで治らない人には良い死（good death）しかない、と思った。それが安楽死で、安楽死自体は「良い死、素晴らしい死」なんです。

このようなフレームでは必ず、「滑りやすい坂」（slippery slope）が起きます。どこまでなら生存を認めるかという話になってしまう。ある人は口から食べられなくなったら諦めなさい、呼吸ができなくなったら諦めなさい、というような基準をつくらなければいけなくなる。基準は任意で変えることができますから、このフレームに乗った途端に、ホロコーストは、ちょっとした心の動きや書類のサインで起きてしまいます。このフレームでは無理だと考えるべきです。終末期はここからだと定義して、これを充たした人は死んでもよい、という基準を決めた途端に、その基準は任意にどんどん変えられます。このフレームで医学を構築するのは間違いだと気付くべきです。

それに気づくのに、人類は一九六七年までかかった。三〇年経って、ソンダースは悩んだ末にフレームを変えてしまえばよいことにようやく気づいたわけです。

川口　二〇〇七年、日本尊厳死協会が発行した『私が決める尊厳死』（中日新聞社）の結語では、安楽死と尊厳死は紙一重であると。

中島　実際には、尊厳死と安楽死は、死を早めてもよいとした途端に同じになります。安楽死の言説の中にはナチスというのがあるけれども、世界的には尊厳死の人たちは、私たちはナチスではなく、自然死であり人権運動だ、死への権利（right to die）という患者の権利運動だ、と言うことがあります。ところが、日本のその本の著者は全員医者であり、患者の権利運動ではない。

大谷いづみさんが博士論文で述べていることですが、尊厳死協会の前身の安楽死協会の初代会長の太田典礼も医者ですが、「尊厳死」という言葉にすごく反対をしたのですね。尊厳という言葉には先ほど言ったような意味があるから、わけがわからなくなってしまう。わけがわからない人がいくら集まっても力にはならないと思ったわけです。安楽死協会というのはあくまで合理主義で、太田典礼は社会主義者で、彼はもともとスラム街を立て直して貧困層をなんとかしようと思った方です。しかし彼の心は次第に国家社会主義者になってしまった。その流れで安楽死に向かった。これだけ自分たちが頑張っても駄目だったらgood death政策しかない、と思ってしまった。もう一つ、彼は優生保護法をつくりましたね。そういう意味では、太田典礼は彼なりに理路整然としていたので、尊厳概念を入れた途端にわけがわからなくなってしまうと危惧し反対した。しかし、一般にはそれが受けて、その後会員は増え続けた。

話を戻しますと、ドイツは良い死（good death, euthanasia）を考えたわけですが殺すのはやっぱり可哀想だから、そんな人たちは生まれてこないようにしようとしたのが良い誕生（good birth, eugenics）です。同時にその頃、遺伝学が勃興してきました。また、第三帝国が多民族国家になっていく過程にも重なり、詳細な人類学的な遺伝研究がなされました。優生学はその頃に良い誕生をする学問として生まれたのですが、アメリカもイギリスも日本も、ドイツ医学の成果としてこれを非常に賞賛しました。安楽死と優生学はドイツ医学の結晶だと思っていた。

それは今も同じで、私たちは遺伝カウンセリングをしますが、現代でも優生学的カウンセリングはどうしても行われる可能性がある。「生まれてきたら本人もつらいでしょう、お父さんお母さんもつらいでしょう」というカウンセリングを、非指示的カウンセリング[24]（non directive counseling）でやってしまう。

川口　ＡＬＳの告知とインフォームド・コンセントでも同じようなところがありますね。

中島　確かにそうですね。優生学的カウンセリングを行うのは、私たちがまだドイツ医学を継承しているからです。その問題を解消するためには、ソンダースの緩和ケアによるリフレームを待たなければいけなかった。それでパリエーションが重要になるのです。パリエーション概念を導入した途端に遺伝カウンセリングも変わります。

川口　遺伝カウンセリングにもパリエーションは入れられるのですか。すごい。

中島　ええ。いつも家で怒ってばかりいて会社でも窓際になってしまったお父さんが実はハンチントン病だったと診断されると、その途端、子供は大変不安になります。自分も同じ遺伝子を五〇パーセントの確率で所有することになるからです。発症することに対して、不安に思います。病気のリスクを本人が知った時点から本人・家族を支えようとするのが緩和ケアです。

川口　いつも一緒にいてあげるとか。

中島　そうですね。グリーフ・ワーク[25]、つまり自分が将来、発症するかもしれないという不安を支え、解消するのがパリエーションです。そして発症してきたら、トータル・ペインに対してのあらゆるパリエーションを行ないます。

現代の医学は多くの病気に対して、早期診断ができるようになってしまった。脊髄小脳変性症も、ハンチントン病も遺伝病ですから、生まれる前の段階でも、発症前でも診断できてしまう。そのときに、その検査を受けるかどうかの葛藤状態に入ります。その葛藤をパリエーションしなくてはならない。やりなさいとは言えない。口先のカウンセリングもできない。だから本当はそのパリエーションも難しくて、私たちが何をやっているかと言えば、ハンチントン病や遺伝性難病になった患者さん本人を一生懸命ケアするんです。そうすると子供は安心する。自分たちも遺伝子を継いでいるかもしれないけれども、これだけ適切なケアが受けられるならとホッとするんです。そこから、だんだん交流が持てるようになる。信頼されるということです。これが私たちがしている遺伝カウンセリングの真髄です。

川口　緩和ケアの中に社会保障の概念を是非入れてほしいと思っているんです。

中島　それはもう緩和ケアの概念の中には入っているし、その辺りは現行法や制度を使い、それなりにできると思うのですが。でも自分の先生はまったくやってくれないという批判があるのも現実です。あとは現実化していくだけです。

川口　医療の中に、生活保障の必要性を拡大していかなきゃいけない。

中島　緩和ケアにおける苦はトータルペインといって、四つの苦悩[26]（身体、心理、社会、スピリチュアルな問題）が組み合わさって感じると考えている。その最初の間違いは、苦とは「pain」だから麻酔科医が必要だとしたところです。「苦」とは麻酔科的な痛みではなくて、身体障害からくることもあります。車椅子も歩行器も必要ですし、心や社会的なアプローチもしなければいけない。社会的なアプローチをするというのは、医療費をどう手当てするのかとか、ヘルパーさんをどう手配するのかなど、社会で生きていくためのサポートです。日本人はpainという言葉をかなり間違った。

川口　診断時に社会的な苦痛も解消できるような保障に関する説明があれば、病気の不安は半減すると思うんですけど。告知された難病患者が何に一番困るかと言えば、この先どうやって生活していこうか、誰が介護してくれるのかということなんです。

中島　その通りですね。私たちの優生学的社会システムは医学に範がある。そして、病気そのもの以上に、この社会システム自体が生存に対して危険を与えています。合理性のある医学というのはもともと優生学的です。そして安楽死的、尊厳死的です。それは社会を国家社会主義的に発展させる力を持つのだけれども、希望をもって人間は生きていけない。それで、自分への分配を増やすためには、誰かを殺戮しなければ無理だと思ってしまう。それを効率と言ってしまう。現代の医療理論の科学モデルである根拠に基づく医療（Evidence Based Medicine, ＥＢＭ）もそうです。これで、ＥＢＭと生命医学倫理では根治困難な患者さんはまったく幸せにならないことがわかった。それを解決する方法が緩和ケアですが、戦前のドイツ医師はその概念がわからなかったのですね。いま一巡してやっとそこが見えてきた、ということです。

尊厳死——反リビング・ウイル／事前指示書への戦略

川口　京都のＡＬＳ患者で甲谷匡賛さんという方がいらっしゃいます。二〇〇七年一月に出会ったのですが、最初は呼吸器は考えておられなかった。それが、京都新聞の岡本晃明記者が支援者の輪を広げましたね。大勢が関わり出してから言葉が変わってきました。中島先生が病院を訪ねられたすぐ後の日記では、「ただいるだけで意味がある」とか。

中島　これは呼吸器をつけられて心が落ち着かれたＡＬＳ患者さんからよく出てきますね。「ただ存在するだけで素晴らしい」という語りです。

川口　さくらモデルの話もしたら、甲谷さんの友人たちが奮起して自分たちで全部介護するから、在宅療養をしようという話になった。その後、甲谷さんはご自分のＨＰに、自分が生きていることで人の輪ができてくるのを楽しまれて、「かなり面白くなりそうだ」とも書いておられる。生きていれば何かが起きるというワクワクした予感がしてきたのでしょう。なんと新潟病院の先生まで訪ねてくるし。

中島　メールではやり取りしましたが、直接お会いしたのはあの二時間だけです。

川口　私は見てしまいました（笑）。甲谷さんの生きる力を先生は引っ張り出した。誰の心の中にもある希望の芽のようなものを。たとえどんなに上手に喉頭分離手術[27]の話を私がしても駄目です。医者の力を見ました。

中島　ナラティブは書き換えるべきものではなく、勝手に書き換わるというのが基本です。私は説得したわけではありません。それから、病気ですから医者なしでというわけにいかない。私がやっている技法はセラピストという職種なら誰でも持っていなければならない普通のものですが、医者はある時点からセラピストを捨てたのではと思います。私は一緒にやるほかないと考えていますが。ムンテラ（mund-therapie）医というのは患者に十分に説明をする医者を指す言葉で、研究もできず、検査や治療もうまくできないのにその代わり口先だけで治療していると軽蔑するドイツ医学のスタンスを示しています。現代ではＥＢＭや生命医学倫理も知らないで上手に話す医者のことを言うのではないでしょうか。心理療法士と一緒にやっていて、私もかなり成長しましたが、新しい心理職を募集しようとしたら、そのような心理療法士（psychotherapist）は現代の大学教育では育っていないことに気がつきました。医学も心理学も大学は現実の問題を無視するところから始めている。

　医療における人間の意思決定に関する議論は非常に難しいものですが、まずは、人間を全面的に信頼し肯定するところから出発します。しかし、自己決定については誰の影響も受けず、自分一人で考え抜いて決定していくものとは考えられないと思います。病気や障害というのは、自分の意識ではどうにもならない、今までにない自然現象に直面している状態です。台風や地震災害と同じです。その中で自分の心の中にあるものが引き出されたり、自分が成長したり、新しい自分に出会えることで、人は病気や障害に向き合えるのです。

川口　ところで、自己決定に関して言えば、日本尊厳死協会の「リビング・ウイル」というものがあります。二〇〇七年五月に出された厚労省の「終末期医療の決定プロセスに関するガイドライン」では曖昧で物足りない、現場の治療に役立たないという人たちがいて、日本救急医学会でもガイドラインが示されましたし、日本尊厳死協会からは前述の『私が決める尊厳死』という本も出ました。ここでは、「持続的植物状態（遷延性植物状態）」、「がん」、「高齢者」、「呼吸不全・心不全・腎不全」、「筋萎縮性側索硬化症（ALS）」、「救急医療」について、すべて「不治とは」、「末期とは」と定義しています。けれどこの本には問題が非常に多い。医学的にも曖昧なところが多くて、病人の気持ちをよく理解していない医者が、これを参考にして告知や病気の説明をしたらえらい迷惑です。

中島　私の論文や図が引用されていると聞きましたが。

川口　されていますよ。

中島　困りましたね。この考え方を超えようとしているのに。

川口　とにかく、ご飯を口から食べられなくなったら末期ですと。

中島　こういう考え方は実は人間の根底にある不安を表しているのですが、普通の医者や看護師は言いません。彼らは、「私たちは勇敢にも人の言えないことを代わりに言ってあげているのだ」と言うのですが、大変厄介です。

川口　国が慎重すぎるので、自分たちで「不治、末期を定義した」ということですが、現場の思考停止を促進していることになりませんか？　当然、尊厳死協会の内部でもその内容に驚き、反対する人はたくさんいたそうですが、それを押し切って上層部が出版してしまったのですね。

中島　この本には別の存在価値があります。この本は医学的には滅茶苦茶だから、その意味で価値がある。各論の医学的な記載には誤解が満載なので、これを論破するのはいとも簡単です。専門医の中でも尊厳死的なフレームを持っている人がいますが、そういう人でもこれには同意できないだろうと思います。その意味ではよい本です（笑）。よくわかっている専門医ならば、依頼原稿として各論を書かされている間に、尊厳死フレームではうまくいかないと必ず気が付くはずです。

川口　あまりにひどい内容ということで改訂版を出したそうですが、いずれにせよ、患者に生きる希望を与える内容ではない。改訂前の本では脳死判定のためにするような無呼吸テストを行って、自発呼吸がないなら呼吸器をはずせるとの記述には驚きました。呼吸できないから呼吸器を使っているのに。これは人体実験です。そんな危険なことをされたらその場で死んでしまう人も出るでしょう。健常者に病気や障害や高齢になる恐怖を植え付けるようなリビング・ウイル運動には絶対反対です。そのときのための心の準備は必要ですが、煽ってはいけない。差別につながるから。死期とは一体誰が決めるのでしょう。例えば、がんやアルツハイマーと難病とでは呼吸器装着の意味も違うでしょうから、各分野の学会レヴェルの交流がぜひ必要ですね。

リビング・ウイルと似たツールに「事前指示書(28)」というのがあって、二〇〇七年はこの事前指示書が流行ってしまったから、あちこちで変な事件がありました。一つは、ある保健所が地域のALS療養者に事前指示書めいたフォームを配布して呼吸器装着を希望するか否か、救急車の出動を希望するか否かなどの記入を指導し回収して管理していたということ。その管轄に住むALS患者がこれを疑問に思って、ブログに書いていたのを読んで、私はびっくりして新聞記者にすぐ取材をしてもらいましたが、保健所はまったく悪気がなく、入院先を確保するためというのです。しかし、ここでも善意が反転しているんです。患者を搬送できる病院が少ないし、事前に意思確認をしていれば死にたい人は確実に死なせてあげられると。でも、事前指示に書いてあるからって、救急車を発動しなくていいのかしら。それに、難病患者は生に未練があっても、長生きは周囲に迷惑をかけると思って本音が言えないことが少なくない。緊急措置でバタバタで呼吸器がついて、後で神さまお医者さまに感謝する患者も、先生は経験されていると思いますが、よくいるんです。もし後悔しても丁寧にケアをすればだんだん気持ちも変わります。だから、行政機関が住民に対して極めて個人的な意思伝達ツールである事前指示書を配布して、欲しい情報だけ記入させて回収したら圧力になり得ます。この件でブログの主に取材しようとしたら、自分が通報したとわかったら保健所の支援が受けにくくなるから困ると言う。ALS患者は本当に立場が弱い。文句があっても言えない。誰に対しても非対称な立場に置かれているんです。でも、熱心な医療職の中には、ALS患者に対して事前指示書などでお世話しようとする人がいる。それをまた国は二〇〇八年の診療報酬改定で、事前指示書を診療報酬化する方針を中医協で提示したということが[29]ありましたが、書かせてなんぼじゃ、医療現場に倫理など要らないですね。

中島先生は二〇〇七年に、QOL班の中に研究チームを特設して、ALSの疾患特有性に配慮した事前指示書の在り方について研究を深めてこられました。私は上記のような患者の立場に立てば、事前指示書の作成には慎重な立場を取っていましたが、先生のお考えはどうですか?

中島　結論から述べますが、まず、日本尊厳死協会のリビング・ウイルのほうは医療のプロセスでは決してうまくいかないと言えます。お気持ちは傾聴いたしますというものです。

この尊厳死の宣言書（リビング・ウイル）は医師からの情報のない時点で署名することが本来の特徴となっており、通常の医療プロセスからみればまったく問題外です。説明もないのに自己決定するということです。それから、宣言書にある不治、死期が迫っているというのは構成概念であり、どのように議論しても客観化や合意形成は難しく、患者自身も日々考えを変える特徴があるものです。したがって、これらを条件にして明日が消滅するかもしれない医療をするのは不可能だと思います。それから、宣言書では「例えば、麻薬などの副作用で死ぬ時期が早まったとしても、一向にかまいません」と書かれていますが、普通の医療では「十分な痛みのコントロールを行いますが、死期を早めることはしません」と書かれるべきものです。「植物状態」(30)が特別に記載されていますが、現在の脳神経外科医、神経内科医は「植物状態」と診断書に記載することはまずあり得ません。これで医療プロセスにリビング・ウイルが導入できないことがよくわかると思います。国際的な社会運動であるにしても、このようなものが大きく取り上げられること自体が本来おかしいのです。

川口　そうすると、リビング・ウイルや事前指示が法制化されるとまったくおかしくなりますね。

中島　立法府で議論せず、そのようなものが決まるなら、現代は江戸時代以前ですね。リビング・ウィルは無理だが、十分に検討した事前指示書なら医療的に使えるかもしれないというのは、以前私も言ってしまったことです。しまった、と思います。今考えていることは、まず、現段階で診療報酬体系に入れると大変危険なことになるので絶対に反対です。事前指示は医療方針を決める通常のインフォームド・コンセントとは異なり、事前であればあるほど、患者が判断する必要な情報はまだまだ少なく、そのときの病態が悪くなければないほど、将来の病態に対する不安や逃げ出したいという意識のみが強くなってしまいます。医療機関が積極的に事前指示を患者に促す場合には責任回避や、ケア体制の不備を免責する動機が隠れている危険性があります。治療困難な患者に対して、十分なケアが難しい場合、患者に「あきらめや絶望をさせ、死を早める自己決定をさせること」は容易なことです。医療や社会が冷たく患者に接すれば、病気が治りにくく、弱い立場の人ほど簡単に希望を失います。そのとき、医療機関が治療拒否を患者の自己決定内容とし、事前指示書として仕立て上げてしまう危険性があります。

川口　それでは全部反対すればよいですね？

中島　事前指示書が人工呼吸器や経管流動食などの延命治療か死かの二者択一であれば、もちろん論外ですね。それには全部反対です。この間も、川口さんの情報と同じことが私の住んでいる県の難病ネットワークでも起きました。事前に保健師が患者の希望を把握したいので、呼吸器をつけたがっているのかどうかを記載する用紙を作りたいと言ったとき、皆びっくりしました。そこには、希望する処置、①NPPV②TPPV③何もしない、と書かれており三択問題になっていました。③は定義不明ですが、死の選択をしたという意味ですね。私たちは何とかやめさせましたが、これを今、全国で始めている可能性があります。保健師からみればサービスの効率化と向上なのでしょうが。

この問題を議論するはずの生命医学倫理は、自己決定に関する人間理解のレヴェルが非常に稚拙で、人間科学研究が反映されておらず、患者の意思決定を表面の意識レヴェルや合理的判断の話に単純に還元します。この倫理学は重篤で意思決定能力の低下した患者を「人間らしさ」を喪失した「QOLの低い人間」とする偏見を根底に持っていますので、倫理コンサルテーションではこの問題の解決はできないと思います。

緩和ケア・アプローチが十分にできると、延命治療か死かという対立構造が医療従事者と患者から消えますので、その途端に事前指示書の必要性も消滅する可能性がありますし、またそのような段階に達したら、そのような文書にも危険性はなくなるとも言えます。

現時点で患者側に立ってよい面があるとしたら、結論は出さないということでも事前指示書を作成したことになり、診療報酬が支払われるのであれば、それは医師との対話を促進できる医療制度になる可能性もあるという点です。しかし、そのとき、「こんなに説明しているのに決められないなんて、自己決定能力が低い患者だ」と言われないようにしないといけない。

川口　結論を出さない事前指示書に診療報酬なんて認められないと思いますよ（笑）。私は先生の話を聞いたら、なおさら事前指示書には反対です。

サイボーグ患者論――ユーフェニクスの誘惑とパリエーションとしての機械

中島　ところで、『日本ロボット戦争記』という本にも書かれていますが、昔から、人型ロボットほど軍事的に注目されたものはありません。山海嘉之教授のところには当然ながら海外の軍からオファーが来ていますが、彼はそれを断って、私たちの研究班でも活躍されています。

人工呼吸器という機械と人間が融合して生きるということは、ALSの患者さんたちはみんなずっと前からやっていることです。私たちは以前からロボット研究をしていたということになります。今はALS患者さんには非侵襲換気療法（NPPV）があり、早期から自分に陽圧換気療法が合うかどうかを試し、つけたりはずしたりする中で、慣らして、生理的効果も実感してもらってから次に進むという方法が確立したのですが、以前は呼吸不全で死ぬ寸前になって呼吸器と「融合」させるというような荒技をしていました。今から思うと大変すみませんでしたと言いたくなります。でもこの話が神話化してしまい、現在一人歩きしている。[31]

川口　現在の日本では呼吸器をつけたらはずせませんからね。だから、呼吸器開始には相当の覚悟が必要だとすると、今度は「眼鏡」みたいに自由にはずせるなら、つけやすくなるだろうと言う人もいます。でも自己決定ではずせるアメリカでは、呼吸器装着者のうち三割が後ではずしてしまうそうですが、驚いたことに、なぜはずすことになったのか、医者がその理由を覚えていなかったんです。ケアが悪くて絶望して呼吸器をはずす、つまり周囲が自殺に追い込む、なんてことにならないためには、やっぱり人体と機械のハイブリッド、融合しかない。

中島　『鉄腕アトム』は人間の思考と感情が組み込まれているし、『サイボーグ009』も人間と機械の融合ですよね。だから私は人工呼吸器を小さくして体に埋め込み可能なものにしていきたいし、とにかく使うのがワクワクするようなものを作りたい。障害がある人はサイボーグみたいにロボットスーツを着たらよいと思っています。

ロボット研究のもう一つの方向は、ユーフェニクス（euphenics，人体改造）です。つまり超人志向です。

エンハンスメント（能力増強）して、ロボット兵士のような、普通の人間では得られない機能を求めていく。一つには月面でも仕事をできるようになる、ということもあるのでしょうが、私たちはこれではなく、これをパリエーション概念に変更しようと思っています。

川口　エンハンスメントではなく、パリエーションですね。呼吸器も生命に対するエンハンスメントとされると、自然への冒瀆という考え方になり、人間性が奪われると言われることもあります。その点パリエーションなら大丈夫です。

中島　結局いろいろと神話化されたものがある。対極の一つは「植物状態」という神話です。もう一つはＴＬＳ[32]（Totally Locked-in State）という神話です。これは全世界のＡＬＳ患者と家族を不安にしていますが、現実にはよくわかっていない。私たちは臨床病理学的にも研究していますが、現在のイメージとかなり違う結論になりそうです。最後に、「スパゲッティ症候群[33]」というのもそうですね。そういう神話化された構成概念に満ちた分野で診療をどうやって再構築していくのかということが私の課題ですが、その一つが山海教授の「サイバニクス[34]」（cybernics）概念だと思います。スパゲッティじゃない、みんなロボットなんだ、サイボーグなんだ、という風にね。そうすると神話が崩れる。

川口　アニメ世代の心に響きますね。

中島　『キャシャーン』や『ガンダム』、『攻殻機動隊』など、日本のアニメーションはそういうものを予告してきました。これはＡＬＳで人工呼吸器をつける人が日本で多いことにも影響しているのかもしれません。

川口　この間も山海先生のラボに遊びに行ったら、患者さんたちは「早く改造してください」ってお願いしていたし（笑）。

中島　「日本におけるサイボーグ研究の人体実験第一号はＡＬＳだ。私たちは二〇年前からやってきたのだ」と、山海先生やアメリカでＢＭＩ（Brain Machine Interface, 脳機械インターフェース）研究をしている人にも言ったほうがいい。

川口　昨今の脳神経科学研究でも、脳と機械の接続の倫理が語られたりしているのですけれども、私たちはすでに人体機械化の実践と普及を経てきていますし、脳とコンピューターの接続では、日本の民間技術者たちはもう一〇年近くも患者さんのご自宅で、その枕元で試行錯誤してきました。でも、それは生存に余裕があって初めて取り組める問題であって、人体の一部である脳のみの活躍は、決して人体改造のメインイベントではないと証言しなければいけないと思っています。脳への刺激にだけに興味を持つというのは、どこか優生学的です。生存のために全身が機械と柔軟に接合するという思想が前提にあって初めて、「脳」に直接機械を繋ぐ努力が正当化できると思います。健康な人の脳をいじるのはエンハンスメントですが、障害をサポートするために脳と機械をつなぐことはバリエーションですので、倫理的にもまったく意味が違いますよね。

スピリチュアル・ケア――存在への眼差し

中島　最後に、スピリチュアル・ケアの話をちょっとしておきましょう。私も『オーラの泉』は嘘っぽいから大好きですよ（笑）。一番嘘だと思うのは、「あなたは前世こうでした」というところですが、みんなそれで納得するでしょう。しかし、あのスピリチュアル・ケアは医療の現場に入れてはいけない。

喋り方はなかなかよいのですが、最後の落としどころ、「前世はこうでした」「守護霊は」というのは医療では越えられない一線と言えます。

スピリチュアル・ケアとは何なのか。私たちはまず「生きる意味の崩壊」がスピリチュアルな課題だと思っています。それで、それに対してどうやってケアすればよいのかを考えています。

川口　宗教と医学をどうやって分離していくのですか?

中島　ソンダースが偉かったのは、スピリチュアル・ケアも科学にしようと言ったところです。

レンブラントの「トゥルプ博士の解剖学講義」という絵の中には、博士の後ろの壁に貝殻の模様が入っていますが、これはキリスト教の象徴です。この絵には、三つの苦までは医者が見るのだけれども、スピリチュアルな部分はまだ教会が監視しており、身体は人間が支配できるかもしれないが、スピリチュアルな面は教会が支配するのだ、という解釈があります。伝統的なヨーロッパ人のスピリチュアルの考え方を示しています。教会というものが魂を救済する。

本当は、魂と身体の関係は大変複雑です。キリスト教のカタリ派やマニ教などでは、人間の体の上に精神（spirit）が乗っていて、身体を所有している。そして、人間の精神は死後も残ると考えます。伝統的なキリスト教はこれを常に異端としてきた。だけど、死後も精神が残るという考え方は日本人には受け入れられやすいものだから危険です。医学でスピリチュアル・ケアをやる場合にはそこのところもかなり慎重に考えていかなければいけない。

川口　小泉義之先生が『弔いの哲学』（河出書房新社）の中で、誰かの死と誰かの生は断絶していると何度もおっしゃっているのですが、これは病気が進行していく母を、そばで介護していて互いの現実の乖離を悲観して滅入っていた私には大変響きました。ともすると身近な者は、病人の苦痛を過剰に感受して殺してしまうこともあるのですが、「この人は死んでいくけど、私は生きていく」という風に、病人の興味が現世から、例えば娘である「私」から離れていくことを認めてあげて、それでも一緒に生きていて欲しいと思えるように支えるのが、介護者のためのスピリチュアル・ケアと思っています。まだ、うまく言えませんが。

中島　スピリチュアル・ケアをやる中では議論をしなければいけないことはいくつかあります。ある意味では、人間は死んでも精神が残っていて、四十九日をしたりするわけですよね。もう一つは、先ほどのロボットです。身体が崩壊しても、精神だけ残って、『攻殻機動隊』をやる。嫌な奴がいたらテロリズムを起こす。これは、スピリチュアル・ケアのスピリットとはまったく違います。スピリチュアル・ケアのスピリットとは人間存在を照らす光であり、今を肯定し生きる力だし、テロリズムでも不安でも恐怖でもないものです。「あなたには背後霊が憑いているから除去しましょう。私の言うことを聞いていたら魂が救われるから命令に従いなさい」と言うのはまったく正反対です。

川口　得体の知れない何かを信じなさいとか、宗教に救いを求めなさいというような語りがなくても、丁寧な介護をしていれば自然にその人の存在が大事になり、無言の身体も身体や皮膚の状態、顔色、脈拍、唾液、涙、発汗、血圧、体温、排泄物等で、相当のことを語り出しますよ。バイタルサインを言葉に翻訳できるほどそばにいて、その声を聞くこともスピリチュアル・ケアだと思う。

中島　そういうことですね。そういう人がいると、家自体もスピリチュアルに守られている。

川口　「植物状態」も、ある意味では病人の状態を前向きに捉えた表現だと思います。そういう人と毎日一緒にいると、生存の危機に瀕して植物化して、できるだけ低カロリーで思考レヴェルも体温も脈も落として、長く生存できるようにしているのがわかる。身体はいのちを守る殻ですね。ある植物の種は環境が悪化すると発芽せず、砂の中で雨が降るまで待つそうですが、人間にも植物と同じように過酷な環境に耐え忍ぶ能力があるようです。

中島　そう考えている人からは、人間には理性があって、身体を所有しているのだから、自由に人体パーツを処分できるのだ、とか、要らない身体なら何億円で売ってもよい、というような発想は出てきませんね。人体を所有しているのかどうかという議論は、スピリチュアルな議論のときのテーマだと思いますが、結論を出せないので、ピンチヒッターとして出すのがナラティブ論です。自分の人体を所有しているかどうかはわからないけれども、脚本を書いているのは自分だと。その脚本を書いている自分をよく見つめてほしいということです。身体の所有の問題や人体パーツの資源化の問題を乗り越えるために、ｉＰＳ細胞に後を任せられるか今後、検討しようと思っています。

註――中島孝（作成）

（1）**アメリカの生命倫理学（biomedical ethics）**

これは、それまで倫理学者が考えてきた真心のこもった患者中心の医療についての医療倫理ではない。アメリカの医療経済制度、臨床研究開発、医薬医療機器産業活動を国内と世界にグローバル化していく際に必要となった学問体系である。人工妊娠中絶で得られた胎児組織、不妊外来で使われなかった受精卵、人体由来の細胞、売買された臓器などを利用したり、人体実験をしたりする際に、人体またはその構成物そのものを資源として産業に利用するためにどのような原理に基づけば、利用可能になるかが論じられた。この延長線上にアメリカの医療制度のもとで治療内容を判断をする際にも使われる。アメリカのキリスト教倫理が生み出す原理と拮抗しようとするため、伝統的なヒューマニズムと相容れない場合がある。ビーチャムとチルドレスは、biomedical ethics を体系化していく際に、人格の尊重原則ではなく、自律の尊重原則を入れて、生命医学倫理の四原則（自律尊重、仁恵、無危害、正義）を現実の問題を解決する原理として順序づけず、常識的に組み合わせて使っていく考え方に落ち着いた。滑り坂に陥らないように、施設毎に施設倫理委員会（Institutional Review Board, ＩＲＢ）を設立し、外部委員を入れ論議する制度がつくられていった（*Principles of Biomedical Ethics*, 7th ed. 2012. Oxford Univ. Pr. 第三版の邦訳は『生命医学倫理』一九九七年、成文堂）。

（2）　**パーソン論（personhood theory）**

自己決定能力がある人を人格ある人とし、その人は人間として尊重されるが、そうでなければ、人として生まれても人として尊重されない場合もありうるという人格の尊重原則における理論の体系。そこには、死ぬこと、殺されることも含まれる。重篤な障害を持つ人、植物状態の人に対する、慈悲殺、安楽死、尊厳死などがパーソン論から容易に導かれる。このため、人間らしいか、人間らしくないかを客観評価することがパーソン論の下では最も重要となる。動物愛護もこの論理で行われる。すなわち、植物状態の人より、イルカやクジラの方が人格ある人に近いので大切と考える。人工知能で人間らしくなった機械は植物状態より尊重すべきと考える（Beauchamp, The Failure of Theories of Personhood, *Kennedy Institute of Ethics Journal*, 9(4): 309-324, 1999）。

（3）　**構成概念と実体概念**

人間は〝物自体〟すなわち実体（substance, real entity）を直接認識し、理解することはできない。人の生物学的基盤（目や手や脳機能）と社会文化的基盤に基づく人の認識のフィルターを通してつくられる概念として認識しており、これを構成概念（construct）と呼ぶ。ピラミッドの側面は三角だが、三角は実体ではなく、人の構成概念である。三角とは何かを意味づけ定義できるように、幸福、ＱＯＬ、セクハラ、景気というような物自体でない概念も人は構成することができる。構成概念とは、対象に対する人の認識、人による意味づけといえる。それは、人の脳の生物学的認識構造に依存してつくられた概念（円、三角形、直線）などのように客観的と思えるものから、幸福、愛、セクハラ、終末期、ＱＯＬというような主観的と思われるものまである。人の認識のすべての基本は個人の主観から始まる構成概念だが、間主観的（共同主観的）な構成概念は客観的と思われている。

（4）　**ゲゼルシャフトとゲマインシャフト（Gesellschaft und Gemeinschaft）**

ドイツ社会学者テンニース（1855-1936）は社会の有り様を対比し、構成員各自が自分の利益的関心に基づいて契約などにより結合する社会をゲゼルシャフト（利益社会）、家族、地域の村落などメンバーが互いに感情的に融合し全人格をもって結合する助け合い社会をゲマインシャフト（共同社会）と類型化した。実際には、ゲマインシャフトでは人は相互に抑圧しあい、自由はないにもかかわらず、社会の進歩はゲマインシャフトからゲゼルシャフトに移行すると考え、人の郷愁をそそるのである。

（5） **ヒューマン・リソーシファイイング（human resourcifying）**

近代社会では、あらゆる規範、規則は人同士が尊重し合い、人を道具として、単なる手段として扱わないことが基本とされている。人それぞれは、尊厳を持ち、それぞれが生きること自体が目的といえる。一方、resourcifying human bodies（人臓器の資源化）とは人自身、人の臓器、人由来の細胞などは利益を生み出すための道具・手段でしかなく、すなわち、産業における単なる資源と考え商業的に利用することを意味する（Miyasaka, Resourcifying human bodies—Kant and bioethics, *Med Health Care Philos.*, 8(1): 19-27, 2005）。

（6） **オートノミー（autonomy）**

言葉の意味は、auto（自己）normal（基準）のことである。しかし、通常、人は社会の中に生まれ育まれるなかで、heteronomy（ヘテロノミー）の状態にある。つまり、自らの外に起源のある、しきたりや社会規範、信じているもの、愛する人のために生きている。本来、autonomy とは人が悟りに至るか、または完全な合理性の下で、あらゆる煩悩に左右されず判断できる状態のことを意味する。しかし、現実には、この状態には人はほとんど到達できず、目標でしかない。アメリカの生命医学倫理学ではこれを表面的に他者から強制されず、他者に依存せず、自己決定できることを意味する用語として使う。

（7） **非侵襲換気療法**

人工呼吸器という機器は、呼吸するのは人であるため、本来ベンチレータと呼ばれるべきである。呼吸不全は呼吸機能が低下した状態であり、酸素投与では不十分な場合と、二酸化炭素が体内から排出できない場合は、ベンチレータが必要となる。通常、呼吸停止してから、ベンチレータをつけるのではなく、ベンチレータを一定時間つけることにより、呼吸機能が回復し、ベンチレータが不要になると考える。ベンチレータと人とをつなぐ際に、気管に挿入するチューブを介すると、長期間になる場合は、喉の部分に気管切開手術を行い挿入する必要がある。このようにベンチレータをつなぐと大変安定した接続になるが、気道の浄化能力は低下する。これをＴＰＰＶ（Tracheostomy Positive Pressure Ventilation）という。鼻、鼻口、顔面型のマスクをインタフェイスとしてベンチレータと接続する場合は、隙間から空気が漏れやすいが、手術は不要であり、着脱も容易であり、これを非侵襲換気療法、ＮＰＰＶ（Noninvasive Positive Pressure Ventilation）という。

（8） **ＴＰＰＶ**

前項参照

（9）**SF-36**

WHOの定義する健康概念が規定する健康状態を自分自身が主観的に評価する方法として、計量心理学的に構成したのがThe Medical Outcome Study 36-Item Short Form Health Survey. SF-36である。保健医療での健康関連QOL評価尺度として使われている。SF-36は事前に決められた八領域に対して患者が三段階評価することにより算出する。健康な国民の標準値を50として八領域のそれぞれに対して個人のNBS（Norm Based Scoring）を算出する。健康状態を構成する八領域の重みづけは個人により異なり標準化できないと考えているため、一次元的QOL値は算出されない（http://www.sf-36.jp/qol/sf36.html）。

（10）**EuroQoL（EQ-5D）**

これはQOLを効用値（utility）とする考え方の中心的方法論であり医療費削減に使う動きが絶えない。厚生経済学は社会全体が幸福になるために分配を研究する学問とされ、ベンサムが功利主義で論じた「最大多数の最大幸福」を実現するために、個人の幸福、福利を効用値として計量しようとする。効用値を算出する際に、フォン・ノイマンのゲーム理論に由来する期待効用理論が用いられる。完全に良い健康状態の認識を1、死を0とし、時間得失法（Time Trade Off. TTO）、標準賭博法（Standard Gamble. SG）、視覚アナログ尺度（Visual Analogue Scale. VAS）により効用値は計測できるとする。ゲーム理論では、現実と異なり、人（プレイヤー）は常に理想的な意思決定能力を持つ存在であり、成長・発達し、より適切な判断ができるような動的な存在として捉えられていない。

このゲーム理論を基に、国民データを用いて、計量心理学的方法により標準化した変換テーブルに基づき効用値を算出するのがEuroQoL（EQ-5D）であり、ここでは効用値とQOLは同じと考えている。事前に決められた五分野を自分で三段階評価することで、標準化された効用値が算出できるとする。EQ-5Dでは五分野のすべてを最低評価とすると、効用値が0（＝死）以下となる問題がある。健康集団は、重篤な病気を不安に感じ、忌避したいという意識を持っている反映である。現実には、人は病気になると、適応現象がおき、自己認識は変化するが、この効用値概念はそれを考えにいれない（中島孝「尊厳死論を超える――緩和ケア、難病ケアの視座」『現代思想』二〇一二年六月号）。

（11）**生きるに値しない生命（Lebensunwertes Leben）**

これは英語ではlife unworthy to liveの意味である。ナチス時代のドイツ医師達が重篤な障害を持つ患者で、その頃の最新のドイツ医学でも治せないような場合、病気の悲惨さから慈悲殺や安楽死も必要と考え概念化していった。その後、重篤な障害ではなくても、慈悲殺の対象は拡大し、ナチスドイツによるホロコーストに至ったが、その中心概念である。現代のQOL研究はこの歴史を繰り返さないことを決意して始まったはずなのだが、QOLが低い人は生きるに値しないという考えは繰り返し提唱されるのである。

（12）　**SEIQoL**

The Schedule for the Evaluation of Individual Quality of Life（SEIQoL）はアイルランドの心理学者であるオボイルらによりつくられたＱＯＬ評価尺度である。この方法は緩和ケア領域や難病ケア領域において、ＷＨＯの健康概念から離れても、ＱＯＬ向上を評価可能なＱＯＬ尺度と考えられる。SEIQoL は、半構造化面接法により行うもので、患者の最も大切に考えている生活の領域を五つ引き出し、患者自身により内容を定義してもらい、それぞれ名付けてもらう。次にそれぞれの生活領域がどの程度うまくいっているか／満足しているかをＶＡＳ（例、0-100）により評価してもらう。次に、五つの領域がその人の生活においてどのような重みで意識されているかを計測する。重みがわかれば、一次元的なＱＯＬが算出でき、それを SEIQoL-index スコアと呼んでいる。重みを計測するためには原法では判断分析法という数量化理論を利用する。この場合、妥当性評価と信頼性評価が同時に数値的に算出される。しかし、この法では時間がかかるため、実際の臨床場面では直接的に重みづける方法（Direct Weighting. ＤＷ法）が頻用される。患者にパイチャートに類似した円盤を操作してもらい、重みを直接表してもらう方法であり、患者が適切に行えたかは面接者が判断する（http://seiqol.jp）。

治癒しない進行性の疾患では、患者（家族）は症状の変化に応じて、重要な生活領域を変化させ適応しようとして生きている。健康関連ＱＯＬ評価尺度は評価する生活領域が固定されているために、その人にとって無関係となった生活領域も計測対象とするのである。SEIQoL は動的に生活領域が変化しても適用可能であり、計量心理学的に正しい方法である。評価の問題点は、被検者の作業記憶や構成概念の扱い能力が障害されている場合は妥当性や信頼性が低下することと、面接者の技量によって実施結果がことなる可能性があることである（中島孝「尊厳死論を超える――緩和ケア、難病ケアの視座」『現代思想』二〇一二年六月号）。

（13）　**パーソナル構成心理学、パーソナル構成主義**

構成主義が心理学分野でも展開され、アイルランドの心理学者ジョージ・ケリーによってつくられた心理学を personal construct psychology（パーソナル構成心理学）という。ケリーの著作は今まで日本では紹介されたことがない（Raskin, Constructivism in Psychology: Personal Construct Psychology, Radical Constructivism, and Social Constructionism, *American Communication Journal*, 5(3), 2002）。人間とは直感を使い、日々研究する科学者であり、人の構成概念（construct）とは世界についてのその人の考え方、仮説であり、人は、行為に際して毎回それが正しいかテストしながら生き、それを修正・変化させながら生きているという考えである（Fransella, F. ed., *An International Handbook of Personal Construct Psychology*, John Wiley

& Sons 2003)。ピアジェの発達心理学もまた、すべての生命体は自己組織化されており、自分自身を組織化するということは世界を組織化するということであり、人が知ることは既知のものと新たなものの間にある動的なバランスの上で発達することと考え、構成主義的心理学といえる。

(14) **ソーシャル・コンストラクショニズム(social constructionism)**

これは客観的な真理を、人は直接観察不能であるが、社会的なフィルターによって構成された人の認識によってのみ観察されるとする考え方。一方、パーソナル構成主義では、まず、人の生物学的な基盤としての脳の構造に認識のフィルターがあることを前提とし、外界との交互作用で子供が大人に発達すると考えている。一方社会構成主義では、生物学的な基盤、個人的な基盤ではなく、個人は社会的な存在であるところから出発する点が異なる。

(15) **ナラティブ・アプローチ**

ナラティブは物語(story)と言葉(ディスコース)の一体として、人から人に伝えられる。これは人間の生物学的な能力として事象に対するエピソード記憶ができることに依存している。物語(意味、内容)は言葉によって人から人へ運ばれるがその際に、人は、同じ物語を異なった言葉で語ることができるし、人は、同じ事象を異なったナラティブで語ることができる。事実はいろいろな解釈ができるため、人のいい加減さと捉えられることがあるが、ナラティブ・アプローチではこれは人が生き残るための能力と考える。人は、自分の病気、健康、生活、人生を「ドミナント・ストーリによって捉えている」が、汲み残された過去の経験に光があたると、「もう一つの代替ストーリ(オールターナティブ・ストーリ)が創成される」と考える。病気・障害・老化と共に生きていく際に、また時間経過や治療によって人の心に今までと異なった価値感や意味が再構成され、過去は再評価され、現在や未来の意味も変わることができる(Narrative means to therapeutic ends, Michael White & David Epston, 1990)。これを促進するアプローチをナラティブ・アプローチという。その人が生きていくために、再物語化、物語の書き換え(Re-storying)、ナラティブの再構成(narrative reconstruction)、意味の再構成(meaning reconstruction)を促進するアプローチである。

(16) **オレゴン州のヘルスプラン**

尊厳死法のある米国オレゴン州の公的医療保険。疾患と医療行為の組み合わせに優先順位をつけ、優先順位が高いものには保険給付を認めるが、低いものには給付を認めない制度である。その優先順位に患者の効用値を利用する考え方が検討された。効用値の低い、重度障害者などには、多額の医療費(白血病の治療、血液透析など)のかかる治療をしない構造をめざすことで、医療費の節減を実行しようとする。

(17) **逆トリアージ**

大災害時には、大量の重症傷病者が同時に発生するが、投入できる医療スタッフ設備は限られている。その場合に何らかの順序をきめる必要があると考える。トリアージとはナポレオン戦争時代の軍事医学概念で、どの戦傷者から治療をすると戦力が回復するかという観点で使われていた。このため災害現場でも、どの方を救うことが有用かと議論されることが多い。災害現場全体をパニックにならず救うためのトリアージはと難病患者など災害弱者に最初に対策を講じることが重要であるため逆トリアージという用語を使った(中島孝「災害の難病化とその中に見えた希望――逆トリアージ」『現代思想』二〇一一年五月号)。

(18) **ホーキング教授 (Stephen Hawking, 1942-)**

英国ケンブリッジの応用数学、理論物理学者。ビッグバンや事象水平などを、宇宙線の背景放射などの事実から理論的に構成した。大学時代に運動ニューロン病(ALSか脊髄性筋萎縮症かはあきらかにされていない)を発症し、気管切開し人工呼吸療法を行い活躍している。英国の医療ではALSに気管切開人工呼吸療法をすることは標準的ではなく、彼は、学問的業績と名声を高める中で、自分をケアしていく資金と体制を構築した。

(19) **ソンダース (Cicely Saunders, 1918-2005)**

英国の看護師、医療ソーシャルワーカ、医師。英国で一九六七年に科学的緩和ケア施設、セントクリストファーホスピスを設立。NHSとの混合診療でNHS以外は全額寄付による診療を開始した。人は生まれると一〇〇パーセント治らない疾患になって一〇〇パーセント死ぬわけで、治るか治らないかは問題ではなく、どんな状態であっても、人は、適切な症状コントロールと適切なケアを受け、トータルペインの緩和をすればよいと考えた。このケアのイノベーションに対して、一九七九年女性のナイト爵位、Dame の称号。さらに功労爵位として、メリット勲章を授与された(中島孝「尊厳死論を超える――緩和ケア、難病ケアの視座」『現代思想』二〇一二年六月号)。

(20) **脳バンク (brain bank)**

原因不明の脳神経疾患は高齢になると増加し、現代社会の問題となっている。診断確定は神経内科という診療科で行うが、他の臓器では生検ができても、脳生検を行うことは通常できない。脳MRIや脳核医学検査によっても最終診断できない場合が多い、そのような場合は死後、病理解剖を行い、細かい神経病理学的検索を行うことで診断が確定される場合が多い。また治療研究にも死後脳の組織が重要な役割を持つ。したがって、診断技術、治療技術の開発研究には臨床データと神経病理学的検査所見のデータベース化と死後脳凍保存が必要となる。それを brain bank といい、research resource bank の一つの形である。このような手続きを行うことを事前に本人に生前同意してもらう動きがでている。このような研究プロジェクトの参加は自由意志で行うべきであり、診療を行う必要条件や対価とすることについては倫理的問題が惹起される。

(21) **難病のケアシステム研究班**

医療とは「病気を治すもの」と考える中で、治らない病気に対しての医療が一九七二年に始めて世界に先駆け日本で定義された。この難病概念は日本独自の取り組みとして、難病対策要綱(一九七二年)を作り、難病の医療費の公費負担と調査研究制度を整えたことに始まる。難病は「原因不明、治療法未確立、経過が慢性にわたり、単に経済的問題のみならず、介護などに著しく人手を要するために家庭の負担がおもく、また精神的にも負担の多い疾病」とされ、その後、希少性の要素が付け加わると同時に、一九九六年からは「地域における保健医療福祉の充実と連携、QOL(Quality of Life. 生活の質)向上を目指した福祉施策」が加えられた。二〇一五年一月から「難病の患者に対する医療等に関する法律」の下で、疾患を拡大し、継続可能な制度として新たに再構成された。

この原動力となったのは、医師、看護師、リハビリスタッフ、医療ソーシャルワーカ、臨床心理士、患者団体、ボランティア、行政などからなる多専門職種があつまる難病ケア研究班(一九七六年〜)である。その中で、早くから「チーム医療」や、「キュアからケアへ」の理論と実践、難病ケアシステムの提言が行われた。一九九六年から二〇〇七年は難病のQOL評価と向上に関する研究班が組織された(中島孝「難病におけるQOL研究の展開」『保健の科学』二〇〇九年二月号)。ほとんどの医学研究者が根本的治療研究にしか興味を持たず、客観的に治す治療以外の研究は無意味と考える中で、症状コントロールや包括的なケアアプローチにより疾患自体の転帰が改善することがわかった。

(22) **ヘルパーによる吸引**

呼吸筋障害があると、気道から分泌物を排出する能力つまり排胆能力が低下する。もし、そのような状態で、気管内に貯留した分泌物を痰として排出しなければ、重篤な肺炎になってしまう。呼吸筋障害で人工呼吸器療法中の患者は頻繁に痰などの吸引を行う必要がある。在宅療養中は、家族の痰の吸引は許されるが、ヘルパーによる吸引は医療行為との解釈で禁止された。しかし、川口らのさくらモデルを通して、ヘルパー吸引の必要性、講習会の方法が決まり、厚生労働省内の検討会で例外的にゆるされ、それを踏まえて、正式に二〇一二年にさくらモデルは社会システムとして法制化された。

(23) **レスパイト入院(respite)**

英国ホスピス緩和ケアで提唱されたケア方法。治らないがん患者、難病患者が在宅療養を継続するためには、多専門職種によるチームケアが必要である。しかし、長期間行ってくると、ケア方法を振り返ったり、介護する家族も振り返ったりする必要がでてくる。一から二週間ホスピスに入院することで、医療チームにとっても介護者にとっても自分を振り返ったり、ケアの内容を再検討したりすることができ、再出発できるようになる。Respite の語源は、振り返るという意味である。

（24）**非指示的カウンセリング（non-directive counseling）**

これは、心理カウンセリングまたは遺伝カウンセリングなどカウンセリングの基本はクライエント自身が概念化、言語化することを助けることであり、その際に、特定の方向性や規範を指示し、行動化させることではないと考える考え方。指示的カウンセリングでは反対に、専門家がクライエントの状況や性格を見抜き、方向性を指し示すことを基本とする。

（25）**グリーフワーク（grief work）**

人は、人生の中で、病気、障がい、難病、老化、死という喪失を経験する。それは、自然災害の中の人命、財産、社会機能の喪失も、事故、犯罪、テロでの人命、財産の喪失のこともある。愛する人の喪失を特に、死別（bereavement）という。喪失に際して、人、家庭、社会はどうすれば、このような喪失から再生できるのか？人はどうやって再生と復興できるのか？という問題がある。この作業のことをグリーフワークというが、個人の心の中の作業や集団心理療法から、儀式などの社会集団で行う作業までさまざまな作業を指す。

（26）**四つの苦悩**

ソンダースが提唱したトータルペイン概念では、人の痛みは要素に分割できないにもかかわらず、痛みを要素的に分割し、身体的、心理的、社会的、霊的な四要素にわけることがあるが本来は間違っている。一方で、痛みに対する包括的なアプローチする際には四つの視点を考えることは間違いとは言えない。そのために、多専門職種チーム（multidisciplinary team）によるケアが必要である。

（27）**喉頭分離手術**

通常の気管切開をしても喉頭機能があれば、気管チューブのカフエアを抜けば発声ができるが、唾液などは気道に落ち込むリスクがある。気道に唾液が落ち込まないようにするためには、気管切開後と同時に喉頭切除または分離術を行うと誤嚥性肺炎をなくすことができるが、発声は不能になる。ALSにより喉頭機能が喪失している場合はもともと発声できないので、喉頭分離術を行うメリットがある。発声ができる筋ジストロフィー患者では通常は行わない。

（28）**事前指示書（advanced directive）**

意識レベルが低下したり、意思決定能力が減弱することを想定して、そうなった場合の医療内容を事前に医師と話し合い決定しておく方法である。もう一つの方法として、代理人に委任することもできる。事前には予測できない事象がおきることがあること、人は適応現象により、判断を変えることがあるが、一度書いた内容が変更されないと、事前指示書を積極的な書き換え可能にしておかないと悪用されることがある。負担のかかる医療ではなるべく、それを選ばないほうが楽であると当事者も、周りも思うが、医療提供者はそれを利用して負担のかかる医療を回避しようとするからである。事前指示書の法制化は英国ではMental Capacity Act 2005（医療用の成年後見法であり、事前指示書の法的な根拠となる法律で二〇〇七年に発効）として行われた。将来の特定の治療の拒否を事前に決定できるが、法的な強制力により問題も生ずる。意思決定能力が喪失したとされた場合は、そのときに、その人がもっと生きたいと思っていても、その方には決して尋ねられない問題がわかった。

(29) **事前指示書の診療報酬化の動き**

英国のようなMental Capacity Actのように法制化するのではなく、この年に、単に診療報酬体系に事前指示書を保険点数化する準備が行われていることが公表された。公的医療保険の診療報酬点数というかたちで導入することは国民的な議論を経ない方法であり、大きな反対がおきた。

(30) **植物状態**

遷延性意識障害（persistent vegetative state）の通称である。遷延性意識障害という概念は、脳障害が高度でも生命維持が可能になった一九七〇年代につくられたが、脳障害をMRIなどで分析できなかった時代の名残であり、脳障害が高度であっても、意識の障害としての側面のみで用語化したものである。一九七二年脊髄外科医のJennett、神経内科医のPlumらによりつくられた。一九七六年には日本脳神経外科学会による定義がなされているが、操作的定義ではなく、恣意的でも下せる診断名である。現代では、この概念や用語をまったく使わず医療や診断をおこなうことが可能である。

(31) **陽圧換気療法（positive pressure ventilation）**

人工呼吸療法は胸郭を外から陰圧にすることで、換気させることによっても可能であり、このようなものを陰圧換気療法という。以前は鉄の肺として呼ばれ使われていた。現代では、通常、陽圧を気道にかけることで換気を行うことがほとんどであり、陽圧換気療法はNPPVとTPPVにわけることができ人工呼吸療法の代名詞といってもよい。

(32) **TLS（Totally Locked in State）**

完全閉じ込め状態（TLS）は、人工呼吸器装着の筋萎縮性側索硬化症（ALS）において、新潟大学脳研究所出身で、東京都神経病院院長である林秀明が一九九〇年代後半に提唱した概念。ALSは、病気の進行で四肢や咽頭喉頭の筋萎縮が進行しても、眼球運動や感覚は障害されず、認知症もおきないと考えていた。人工呼吸器の働きで、呼吸不全が悪化した後も、生きられるようになり、ALSの進行をその後も追うことができた結果、林は、眼球運動も障害されてくることに気づいた。ALSで眼球運動も障害されるとすべての随意運動機能が喪失するため、意思を表出することがまったくできなくなると考え命名した。認知症がない人格が身体に閉じ込められているという意味である。欧米でも日本でも気管切開人工呼吸療法をしないとする医師や、患者の理由によく使われる概念である。人工呼吸器を使い生きているＡＬＳ患者で、徐々に眼球運動が障害されてくると、強い不安を引き起こす主要因となるため、新たな意思伝達装置の開発が必要と考えられる理由でもある。実際には、その後、さらに生きていくと、大多数の高齢者と同様に認知症を併発し、主体としての機能も低下するのでＴＬＳは概念的でしかない。

（33）**スパゲッティ症候群**

重症患者に、人工呼吸器、経管栄養、点滴、尿道カテーテルなどの医療行為をすると体に何本も管を挿入することになる。治療がうまくいくと少しずつ、管を抜いて、自立して生きられるようになるのだが、悪化して治らなくなり、重篤な状態で管に依存して人工的に生きている代名詞として使われる言葉である。主に、パーソン論の賛同者たちが使っている用語。

（34）**サイバニクス（cybernics）**

ロボットスーツＨＡＬ®（Hybrid Assistive Limb）は筑波大学サイバニクス研究センターの山海嘉之教授がサイバニクスに基づいて発明した生体電位駆動型の装着型が外骨格ロボットである。サイバニクスとはサイバネティクス、メカトロニクス、インフォマティクスの略であり、第二次世界大戦の際に、数学者のノーバート・ウィーナーは機械を人間の意思通りに操作するシステム工学のことをサイバネティクスと命名した。サイバネティクスでは操縦桿やキーボードといった操作手段が必要である。サイバニクスでは操縦桿はいらず、機械を操作するのではなく機械を装着し人と電線で結び機械と信号交換をリアルタイムで行い自分の意思通りに機械と体を動かすことが特徴である。これにより【意図した動作→筋骨格系→感覚神経→脊髄→脳（運動意図）】【脳（運動意図）→脊髄→運動神経→筋骨格系→意図した動作】のように、脳・神経筋系とＨＡＬとの間でインタラクティブバイオフィードバック（interactive Bio-Feedback, ｉＢＦ）がおき、ＨＡＬが神経可塑性を促進すると山海は考えた（中島孝「難病の画期的治療法、HAL-HN01の開発における哲学的転回」『現代思想』二〇一四年九月号）。

6

難病ケアの系譜

川村佐和子＋川口有美子

川村佐和子（かわむら・さわこ／看護師）
東京大学医学部衛生看護学科卒業。1969年、全国スモンの会副会長となり患者対策と原因究明につとめた。東京医科歯科大学教授、都立保健科学大学教授、青森県立保健大学教授、聖隷クリストファー大学教授を歴任。著書に『難病に取り組む女性たち』（勁草書房）など。

無医地区

川口　現在、日本で人工呼吸療法をしているＡＬＳ患者は、患者全体の三割に達しますが、これは世界的にも驚異的な数字だそうです。日本人の曖昧な国民性のせいで意思決定できないからとか、患者の権利が確立していない国だから医師のパターナリズムに逆らえないからとか、言われます。あるいはまた、家族形態や習慣などもその理由に挙げられるのですが、私はやはり、在宅人工呼吸療法も公費で保障した難病対策が最大の貢献者であったと思うのです。川村先生は一九六〇年代後半からスモンなど数々の患者会の立ち上げに携わり、東京都の難病対策の創始にも尽力されました。今日は、先生にその頃のお話をうかがいながら、今後、在宅医療を継続するために必要な、福祉的な支援についてヒントをいただきたいと思っています。

私は一九九五年から二〇〇七年の秋まで、ＡＬＳ患者であった母の在宅介護をしてきて、そのとき学んだことが今の活動につながっているのですが、先生が難病看護を始められたきっかけを教えていただけますか？

川村　これがきっかけというようなものがあるわけではありませんが、関係しているなと思うことはいくつかあります。

第一は小学校の頃の感染疎外体験と祖父の死があります。第二次大戦後の日本は結核大国で、私の家もご他聞に漏れずその一部でした。だから小学校の頃は、ほとんど友達がいませんでした。友達のお兄さんたちは新聞配達や牛乳配達といった小学生にでもできるアルバイトをしていたのですが、その子たちが家の前を通るときには、結核に感染してはいけないからということで、とにかく呼吸をしないで走り通るんです。それで生垣の外から新聞をボーンと投げる。普通だったら玄関のところに持ってくるのですが、そうではなくて投げ込んでいく。ですから雨が降るといつもビショビショに濡れてしまいました。これが一九五〇年頃です。

私が小学校の五年生のときに、おじいさんが亡くなりました。その前日まで遊んでくれて、夏でしたが薪割をしていたのだけど、そのときにできた肉刺が潰れて腫れたことが原因で、とても高い熱を出して、多分そこから感染したのだろうと思います。夏だったから、一番上の女の子の私が世話係になって、寝込んでいるおじいさんを扇風機代わりに団扇で扇ぐということをやっていたんですね。でも私が団扇で扇いでいる間に亡くなっていたのです。脇にいた私はまったく異常に気づきませんでした。大往生という姿がこれかといつも思い出します。

おじいさんは村会議員をやっていたので、お葬式のときにいろいろな人が集まってきました。その席で小学校の孫たちはみんなお茶係をさせられて、皆さんの間をあちこちチョコチョコと歩き廻りました。そこで「ペニシリンができた。あれを使えていたら助かったんだけど……。アメリカから二〇〇人分が来て、それが東大病院に入った。だけどそこでも使ってもらえる人とそうでない人がいるんだから仕方ない……」という話が聞こえてきたんですね。「ここは無医地区だから、そんなことも知らなかった」という話にもなっていました。今で言えば、府中市の国際基督教大学の側ですが、そこは無医地区だったんですね。

川口　府中市（現）が無医地区だったというのはショッキングな話ですね。それで、ペニシリンがこの頃に入ってきたということですが、二〇〇人限定で、使える人と使えない人がいたというのはどういうことですか？

川村　二〇〇人分と言ったって、実際には二〇〇回分ということだったんじゃないでしょうか。一回の注射で治療が終わるわけじゃありませんから。何回で一クールにしたのかわからないけど、例えば一クールが一〇回の治療だったとしたら二〇人しか治療できないわけでしょう。東大病院に入院していたからといって、使ってもらえるとは限らないということだし、入ってきたばかりで安全性もわからなかったんじゃないでしょうか。よい薬がアメリカから入ってきたとしても、それを使ってもらえる人とそうでない人がいる。そのことすら知らない地域があり、医師がいない地域もある。それはなぜなのかと考えました。政治に関連しているという気づきは、祖父が村会議員で、葬儀に来てくれた村会議員たちがそのように話していたからだと思います。

川口　治験はアメリカでされていたわけですか?

川村　さあ、わかりません。あの頃は治験なんてやっていなかったのではないでしょうか。あるいは、当時米国は戦争勝利者で、日本は降伏直後だったわけですから、場合によっては日本人で試してみて、問題が起こらなければ本国でも使うということだったかもしれません。

川口　そうかもしれません。

川村　それから母の結核で、無医地区の問題は何とかしなきゃいけないんじゃないかと思って、医者になろうと思った。もう一つは代議士になりたかった。無医地区をどうにかするには「医者じゃ駄目だ。それは政治の問題だ」ということで。頭でっかちの小学生ですね。

私は何を書いたか全然覚えていないんだけど、学級担任の先生がうちに来て、「おたくの娘はこういう希望を持っているが、将来どうするのか?」という話があって。「医者になるのだったら高校を卒業してから六年も大学に行くのだから、嫁に行かなくなる。それは阻止しよう」と、父と母が夜中にひそひそと話していたの(笑)。「代議士もよくないから止めさせよう」と(笑)。それから私はおじいさんが持っていた『明治文学全集』を学校へも行かず読んでいるのが好きで、小説家にもなりたかったのだけど、でも小説家になられるのも困ると(笑)。全部駄目でしたね。

そうしたら、親戚の父が親しくしている人が東大で教育学部の教授をやっていて、今度「衛生看護学科」というのができたから、「四年制で金も安いからいいんじゃないか?」と。「そこを出れば保健師と看護師と両方の資格を一緒に取れるから、病院の看護師にならなくても、学校の養護教諭になるとか、保健師になるとか、いろいろな仕事場があるよ。看護の資格を持っているのは嫁入り支度としても悪くないし。いいじゃないか」という提案をしてくれて、両親は大喜びでこの話に乗ったんですね。それで、東大の衛生看護学科に受かったら、大学に行ってよいということになりました。けれど、私は高校卒業時にはあまり真面目でなくなっていて、それより、数学をやりたいとか言って、両親に反対されながら、数理系の大学も受けました。結局学費の安いところに行けと言われて、東大の衛生看護学科に進学しました。

振り返ると、その頃の看護師の教育はとても高い水準に設定されていたんだと思います。看護師の養成教育は一九四八年から平成になって大学教育課程が増えてくるまで、ほとんど変わっていなかったんです。そのつけが今、看護職に被さってきていると思います。

セツルメント

川口　大学生の頃はどんな学生だったんですか?

川村　大学一年、二年は東大の駒場のキャンパスでしたが、その頃は反原水爆運動が盛んになってきたところで、駒場は賑やかでした。昼休みになると芝生のあちこちで討論会や読書会があって、そばで聞いていて面白そうだと思って座り込むとすぐ討論に入れてくれて……、昼休みが終わると解散してしまう。今、誰と話していたのと聞かれても誰か答えられない。そんなでしたが、明るくて楽しい雰囲気でした。それから、いわゆる安保闘争に入って……。結構、デモにも行きました。

その頃、アルバイトで大学病院の中央検査室のシャーレ洗いと細菌学の教授のウイルス実験をさせてもらっていました。その頃のウイルス実験は動物実験でしたから、いつも五〇〇から数千匹のネズミを飼っていました。ちょうど、国会にデモ隊が乱入し女子学生が亡くなったときは、ネズミの餌やりで大学に戻っていました。大学に戻ると、助手の先生たちが飛んできて、「東大の女子学生が亡くなった、誰か確認されていない、三人の氏名が挙げられて、問い合わせが来ている、その一人があなただ」と言われて、びっくりしました。すぐ自宅に電話しなさいとも言われて……。

それから、セツルメント活動にも参加していました。セツルメントという活動は大正時代には社会運動だったのですが、私が参加したころは変貌していたように思います。大正の頃は医療を受けられない人たちに無償で医療を提供するような内容だったそうです。医師たちの中には生活が苦しい方々が多く住む地域で診療所を開設し、医療を受けやすくするよう努力している方もいました。その中に中国などから帰国した、内職で苦しい家計を営んでいる方たちが多く住む地域の診療所もありました。私たちのセツルメントは診療所の活動の脇で、その地域の住民代表者と話し合ったうえで、家々を廻って、便をあずかり回虫の卵を見つけたり、簡単な皮膚の異常を見つけたり、健康上の心配を聞いて、診療所に行ったほうがよいのではないかと助言したりしていました。内職の内容には、サンダルの底を張り付ける作業があって、張り付ける糊に有機溶剤が含まれていて、それが原因になって血液の病気が起こる可能性が伝えられた頃で、私たちは仕事を手伝いながら　貧血や鼻血が出やすいなどの症状がないかを聞いたりして、早期発見に協力するなどしていました。教育学部生は無料の家庭教師をしたり。

その頃、岩手県立のある病院に就職した先輩から話を聞いて、岩手県では小児死亡率と脳出血の発生率が高いのでそれらを低下させる意識を住民に高めること、そして医療職員不足の山間部に学生が卒業後に就業するきっかけをつくることが目的で行われていた無医地区診療活動に参加しました。大学三年、四年生の夏休みです。東北大学医学部の医師と医学生のチームに入れてもらいました。そのときのチームにいた医学生は、教授や病院長になって活躍されていたと聞いています。チームが廻ったのは山奥で、行った先からバス停まで二時間歩き、一日に四本のバスに三時間乗って、東北本線の駅に着くというところでした。荷物を持って部落から部落へと廻りました。新しい部落に着くと、それぞれ分担して、回虫の卵を顕微鏡で見る人、赤ちゃんの身長や体重を計り、皮膚の様子を見る人、血圧を測る人、最後に医師がそれらのデータを見ながら診察します。夜はその部落のデータと県や全国の値とを一緒に書いたグラフを作成して、集まった人たちに説明するというような内容でした。部落から部落へは顕微鏡などの道具を荷車に載せ、部落の人たちの支援を受けながら二時間くらい歩いて次の部落に行きました。この経験はとても大きいものであったと思っています。私は日本橋生まれで東京から離れたことが三年くらいしかないので、今は青森県で仕事をさせていただいていますが、この経験がなかったら、踏み切らなかったであろうと思います。

川口　昔の医学部の学生はみんなそういったことをやっていたのですか？

川村　みんながみんなやっていたわけではありません。セツルメント活動に参加していた学生たちがやっていただけです。

川口　左翼的な学生たちですね（笑）。

保健所／保健師

川口　それから卒業後はどうなさったんですか？

川村　卒業してすぐの就職場所は保健所でした。東大の公衆衛生学の研究生でもあった保健所長さんが就職を認めてくださいました。彼は新しい保健師像を考えている方で、彼は一般的な保健師というよりは、私にもうちょっと保健師の機能・役割を拡大できないかと考えておられました。丸々一ヶ月間、保健所の中のいろいろな仕事を知るようにと指示されて、野犬狩りまでやりました（笑）。

川口　保健師が出発点だったわけですね。川村先生が野犬狩りをしているところを想像すると、おかしいのですが（笑）。

川村　他には、環境衛生として、工場の環境測定もしました。

川口　工場の環境測定って、具体的にはどうやるのですか？

川村　例えば騒音を測るとか。それからゴムの製品を作っているところでは微粒の粉が出るので、工業用吸引機で粉塵を吸い取らせるようには仕掛けてあるのだけれど、それが効果的かどうかを調べるのです。塵肺の原因になりますからね。いろいろな炭酸ガスや有機溶剤の濃度を検知管で測ることもしました。

川口　それは今では保健所の仕事ではないですよね？

川村　そうかもしれませんね。新しくバイパス道路ができたときには、道路中辺の家の中の騒音を調べました。下水道に魚が浮いてきているということが通報されると、「それ行け！　あいつも連れていけ！」なんてことになって。慌ててついていき、下働きをしました。

それから、ちょうどその頃ポリオの流行があって、ワクチン騒動がありました。まだ日本では製造が間に合っていなくて、ソ連とアメリカからワクチンが輸入されていました。輸入はいろいろな経済交流の中から入ってくるわけですが、どちらの国の製品を使うかが問題になっていました。ソ連のワクチンを使ってほしいという運動があったんです。お母さんたちが保健所に陳情に来たりしてね。ポリオ・ワクチンは生菌ワクチンと死菌ワクチンがあって、生菌ワクチンだけを接種する方法や死菌ワクチンだけを摂種する方法、両者の接種を混ぜて行うやり方などがあって、この方法にも賛否の意見が出て、混乱した時期もあります。ポリオのワクチンが初めての体験で、生菌ワクチン接種も初めてだったので（もともと、種痘は生ワクチンなのですが）、いろいろな意見が出たのでしょうね。生きている菌を打つということに関して抵抗があったりして大変だったんです。

川口　それは怖いからですか？

川村　というか、「ソ連のワクチンじゃないと、うちの子には打たせません」というような一つの思想があったのでしょうね。そのような事情で、ポリオやワクチン接種法などについて、新しい知識が必要でした。私は、大学生時代にたまたまウイルス学の中に二年間浸っていて、免疫のことも随分勉強していたから、それが全部うまく使えたんです。仕事が終わると東大に戻って、あちこちの先生たちのところを廻ったりしながら、資料を得て、保健所に出勤したときにそれを説明するという生活を一ヶ月間は過ごしました。

川口　そのあたりから研究との二束草鞋になられたんですね。

川村　それから、所長は「保健所には上から縦割りでお金が来る。みんなそれを自分の地域にすべて同じように使わなければいけないと考えている。それではお金の有効活用ができない」とよくおっしゃっていました。そして、どのようにお金を配分して使うとよいかの根拠を出してほしいと言われました。

その頃、日本の中で最も大きいと言われた団地がその地域にできたんです。その団地では、子供がたくさん生まれていて、乳幼児の健康問題にはお金がたくさん必要なのだけれども、結核についてはお父さんたちの職場関係で検診を受けていて、お金はあまり要らない。その地域のお母さんたちは自身の健康については意識が高く、自分たちで遠方の有名な病院にサッサと行ってしまったりする。他の地区では、農村部で結核や一般の健康診断の機会が少ないところもある。新しい道路がつくられ、工場ができてきたところもあり、その地区には人口が少ないなど、地区特性があります。そのような事情に対して、所長は「どこの地区にも同じような予算で事業を組むというのは性に合わん」と考えておられました。「出生票と死亡票が裏の倉庫に何年分も積んであるから、三ヶ月間で何とか処理しろ」と言われて、地域をどう測定するのかを考えて、個別票を出してきて、年代順に並び替えたりして、統計処理して地域別のいろいろな衛生指標を出しました。どういう死亡がどの地域に多くて、どの年齢層でどういう問題が多いから、こういった施策があったほうがよい、というのを出していったんです。母集団は少ないけれども平均寿命も出して、寿命への影響も見ました。結局それには三年かかりました。公衆衛生学の教授とともに公衆衛生学会誌に投稿し、論文として掲載されました。卒業後三年目のことです。

川口　それくらいの年月はかかりますよね。統計的調査は、それまではあまりなされていなかったのでしょうか？

川村　そのようですね。

それから、あの頃「ダッコちゃん」が流行っていたのです。あれを作っている工場があったんですよ。あるとき突然工場の中で若い人が血を吐いたというので、調べに行きました。そういう原因不明なことが起こると、保健所が呼ばれてリサーチに行くのですね。おそらく張り合わせに使う有機溶剤による血液の病気ではないかということになって、調べましたが、結局は結核だったんですよ。東北の方から中学を卒業して出てきた女性がいっぱいいて、あまり栄養もよくない状態で、過重に働いたのだと思います。一緒の職場の人たちを調べると、そこに小さな流行があるということがわかりました。

私としては、小さい頃におじいさんのことがあって、貧弱な医療態勢にあっての悔しさを知っていましたけれど、学生時代が東大病院で、先端医療の中に浸っていたので、そういうことはまったく忘れてしまっていました。でも、東大病院から出て保健所（一般地域）に出て行ってみると、まだ『野麦峠』なんだぁと驚きました。

川口　それほどの格差があったわけですね。

川村　「一体これは何なんだろう？」と思いましたよ。

スモンの会

川口　それから、スモンの患者会とはどのようにしてつながったのですが？

川村　卒業して、保健所に就職して五年目には母校では衛生看護学科の名称が保健学科に変わり、疫学研究室ができました。疫学研究室で細菌学の実習を手伝える助手を必要としているが就職しないかと言っていただきました。山本俊一教授が採用して下さり、疫学教室から派遣されてN病院に出向きました。「スモンという新しい病気がN病院の近くで流行っているから、その調査をしなさい」ということになって、「神経内科の先生たちも診療に行ってるから、教えてもらいながらやりなさい」と言われて。

川口　N病院は東大系だったんですね。先生は大学と地域の病院の両方に在籍していらっしゃったんだ。

川村　そうです。

川口　一般的な総合病院だったのですか？

川村　私が仕事をさせていただいたときの院長は三代目でした。前の二代の院長たちは、「医療というのは人と人とが顔を合わせて、地域の文化の一つの中心として役割を果たす、そのためには規模を大きくしない（病棟を増やしてはいけない）」という考えをお持ちで、二〇床までの有床診療所でした。それが三代目の院長が八〇床に拡大したので、先代の院長たちと、医療職員が患者さんと顔がわかる病院として、「初めての患者さんでない限り、病院に来たら名前と顔が一致するような医療を継承する」という約束をしておられ、これを組織的にやるための方策を考えてやってみてくれとおおせつかりました。そこで、院長や疫学の先生たちの助言を得て、入院している人で、了解を得られた人から家族カードを作りました。カードにはご家族の関係や健康上のことも書いてあるので、今日、入院してきたおじいさんは当病院に入退院を繰り返している人だ、などとわかるわけです。家族カードは、おじいさんの診療録と一緒になって入院時に主治医のところに運ばれます。前回の入院と違う病棟に入院しても総婦長さんや、前回入院した病棟の看護師長さんが廻っていって、「こんにちは」と声をかける。おばあさんなんかが見舞いに来ていると、「ああ、前におじいさんを診てくれた先生が来てくれた」、「あのときの看護師さんたちが来てくれた」となり、以前の関係がすぐ再成立しました。そういう仕組みを考えて、家族カードを三〇〇〇枚くらいつくりました。

そのときに少し患者さんに知識を持ってほしいという希望が医局側から出て、患者会をやろうということになりました。そのときの一つにスモンの会があったのです。

その病院には東大の神経内科から出向している医師たちがおり、スモンの患者さんが多く受診していました。その中にSさんがいました。相談があると言われ、病床に伺うと、スモンは感染すると言われているために、娘の縁談は破れ、隣家の人からは退院してこないでと言われているということでした。新聞には、健康な人が自分はスモンを発病したと思い込み、娘と心中してしまったという事件が掲載されたり、感染疎外は大変激しいものでした。子供の頃、結核の家族がいて遊び仲間がいなかったことや、雨の日には新聞が水溜りに放り込まれていたことなどを思い出しました。N病院に通うスモン患者さんたちに聞くと、ここでも同じだということで、後に脳死臨調の委員長をされた井形昭弘医師の積極的な協力もあって、N病院スモンの会をつくりました。

川口　「患者さんに知識を」ということで、今日は「患者の文化」までお話をうかがいたいと思っています。私はALSの母や他の患者さんの在宅での闘病の工夫を見て、「これらの知恵が患者の死と同時に散逸して消えてしまう前に、どうにか方法論にして一般に広めなきゃいけない」と思ったとき、「患者学」や「患者文化」という言葉が閃いたのですが、同じことを先生は随分前に書かれています（『難病に取り組む女性たち』勁草書房、一九七八年）。

川村　周囲の人たちからは患者文化なんて変だと笑われましたけど。

川口　なぜですか？

川村　なぜかはよくわかりません。その頃としては患者中心の医療なんて言葉は考えもつかない時代でしたから、きっと変だったんでしょうね。

川口　スモンの会に支援された医師で影響が強かった方はどなたですか？

川村　当時東大の教授だった白木博次先生です。ほとんど全国の支部を廻ってくださいました。

川口　白木先生も社会派の医師だったのですね。社会派の医師と看護師がいたから、スモンで素早く動けたのでしょうか？　それともスモンが起こってからジワジワとそういう方たちが集まってきたのでしょうか？

川村　私が全国スモンの会の会長相良さんや白木先生とお会いしたのはスモンからです。

川口　今日伺ったような、先人の取り組みがあって今の患者の生活があるということを言っておかないと。例えば、私の実家のある区では難病訪問診療に熱心でしたので、幸いなことに医療に関しては、私たち家族には不安はなかった。だから、他人介護もできたのだと思います。それは医療を排除する「患者の権利」運動とは明らかに方向性が違う。医療を過剰とみなして拒否するのは怖いことです。患者は医療に支えられて初めて自立できるのですが、ここが当事者にもうまく伝わらない。私たちは最先端を突っ走っているように見えるでしょうけど、そうではなく、実は医療の充実した環境で慎重にやっている。川村先生はこのへんのことを一番よくわかってくださっていると思いますけれど。

『スモンの広場』

川口　話を戻しましょう。まず、N病院の中に患者会ができますね。それはどういう風にしてつくっていったのでしょう？

川村　院長がクリスチャンで、「自分の病院で診療を受けている患者さんが自殺などするようなことがあってはならない。そういう気の毒なことはさせたくない」とおっしゃって患者会の仕事をすることに暖かい眼で見てくださいました。

それともう一つ、戸田は東京オリンピックのときにボートコースになっていて、スモン多発地域の一つでしたから患者さんがかなりおいでになりました。

後でスモンの原因はキノホルムという薬だとわかりましたが、その当時はキノホルムは整腸剤のほとんどに入っていたように記憶しています。市販の整腸剤でも同様です。

川口　キノホルムが劇薬だとわかっていて入れていたのでしょうか？

川村　第一次大戦のときには消毒剤でした。大正時の局方では劇薬指定でした。それから整腸剤になって、アメーバ赤痢の予防薬・治療薬としては一般的に使われていました。けれどアメーバ赤痢なんてしょっちゅう起こるものではないわけです。ほとんどの医師が一般的に整腸剤として処方していた薬だったのではないかと思います。

スモンは一九六二年ごろに山形のある開業していた医師が、「消化器症状を伴う知覚異常というような病気が起こっているが、これまでの病気には同じものがない」と学会で発表していて、これが初めての論文と言われていました。厚生省は、一九六四年の東京オリンピックのときに外国から「日本には変な病気が流行っているようだが、選手を派遣して大丈夫か」というような問い合わせがあり、オリンピックを成功させるために一九六三、六四年に研究班を組織しています。ここで、病棟集積性や家族集積性があるとわかって、感染症ではないかなどという仮説ができました。その後、研究費はなくなって、学会での発表もほんの一、二件になっていました。

川口　感染症ということにされたから、さらに社会的な疎外も出てきた。

川村　その頃は面白おかしく取り沙汰されたりして、週刊誌に「若妻を襲う下半身マヒ」みたいな記事があちこちに出たものだから、患者さんは気の毒でした。

一九六九年の春先に、井形先生から、ある患者さんが出版費用を出してくださるという申し出があったので、「スモンの患者のための本を作らないか」と言われました。それで小さな冊子を二〇〇〇冊作成しました。

川口　それが『スモンの広場』ですね。

川村　そうです。東大の経済学部を出た人がこれを聞きつけて、私のところへ電話をくれて、「小さい記事で申し訳ないけど、僕は全国版の新聞に記事を書いてあげる」と言うんです。本当にちっちゃな記事でしたけど（笑）、『毎日新聞』に載ったんですね。こういう雑誌が出たのでスモンの患者さんたちは読んだらどうか、という内容で。

そうしたら今度は『朝日新聞』の職員の中に患者さんがいらして、「ひと」のコーナーに私を出してくれました。そうしたらものすごく多数の問い合わせが来ました。でも「『スモン』という言葉は表には出さないで送ってくれ」という方が多かったです。そうしているうちに、この人とこの人の番地はとても近いのにお互いに知らないのだとか、そういうこともわかってくるのですね。ですから、扇の要みたいにしてそれをつないでいく役割を果たしました。

騒ぎが激しくなってしまったので、厚生省は臨時の予算をつくる必要性があるかどうかを検討しているという噂が入ってきました。NHKでは『時の話題』という報道番組でスモン患者の問題を取り上げ、「もし患者が厚生省に陳情するのであれば、その場面を撮影したい」との申し入れがありました。そのことは病院のスモンの会事務局にも伝えられ、患者さんたちは「それで予算を取って研究を進めてほしい」ということになって、協力することになりました。

それでその番組ですが、筋書きとしては、「スモンという感染症があって、こんなに大変で、患者が困っている。この病気が蔓延すると困るので、新しい予算をつくって、何とか対処しないといけない」という内容でした。とにかく、東京のある場所に全国から患者が集まって、話し合いをし、厚生省に陳情しました。病院の患者会も感染疎外を払拭してほしい、予算を取って治療法を見つけてほしいという気持ちがいっぱいで参加しました。集会では参加した人々が次々に立って「自分も誰かからうつったのではないかと思う」、「これこれこういうときにうつったのではないかと思う」という感染を確かなものにするような体験談がたくさん出て、私は愕然としたんです。これでは感染疎外がひどくなってしまう。まだ決定したわけではないのに、感染症と決めつけるのはちょっと変じゃないかと。

というのは、釧路で多くの方が亡くなっていて、解剖所見が発表されていたんです。私はその発表論文を読み、世界で五本の指に入ると言われていた神経病理学の権威の白木先生のところに教えを請うていたので、東大の先生方が「あれは感染ではないだろう」という意見を持っていることを知っていました。また、ウイルスだと思われる所見があれこれ見つかると、新聞社の人がそれを持って私のところへ来るのですね。「これはちょっと内緒でもらってきたデータだけど、あなたはどう思うか?」と。私はウイルス実験をやっていましたから、免疫実験の資料を読めるわけです。「これはこう読んだらおかしい」とか考えて。ですからだんだん私も感染ではないだろうと思うようになってきていたのですが、感染だと言う患者さんが集会にはたくさんいらしていて、びっくりしました。

この放映でスモンは感染だと再度大きく報道されたために自殺者が出るということがあって、これはやはり患者さん自身の組織体をつくって、報道や一部の学会の人たちの動きに流されないようにしないといけないのではないかと思ったわけです。のちに「全国スモンの会」の会長になった相良さんの集会で面識を得ました。後にお話しできる時間があって、「あなた、このあいだの会ではいろいろ呼びかけていたけれど、どう思っているのか？」と聞かれました。そこで私は、「あれは私としては失敗で、やっぱり患者が自分たちの組織をつくって、患者自身がリーダーシップをとっていくよりしようがないんじゃないですか」というようなことを答えました。随分生意気だったなぁと振り返っています。私はそれぞれの患者さんとの関係が扇の要にいるような状態になっていましたから、「私がこういう会をつくらなきゃいけないと思うのですが、いかがでしょうか？」という提案をみなさまに出す役になってしまいました。

いざ始めてみたら、朝六時から夜三時くらいまでずっと電話が鳴りっぱなしで、もうすごかったですよ。自宅の電話代も当時のお金で三万円を超えていました。一九七〇年ですよ。そしたら、うちの子供が幼稚園で絵を描くのに「好きな題材でいい」と言われたら、「スモンの絵を描きたいけど、スモンは何色？」と先生に聞いたとか、まったくもう自宅は滅茶苦茶でした（笑）。

そんなこともありながら、一九六九年の一一月に千駄ヶ谷の大きなお寺の本堂を借りて、全国スモンの会の発会式を開きました。

川口　最初は何人くらい集まりました？

川村　どのくらいでしょうね。とにかくたくさん集まりましたよ。会が終わってから、知らないうちに私の前に患者さんがずらっと並んで下さって、私は一人ひとりほんの一言ずつでしたが、ご挨拶させてもらいました。「自分はどこの誰々で、あなたに手紙をもらいました。会ができてよかったと思います」とか言ってくださって、「ようやくできました。お大事にしてくださいね」と手を取り合ってお返事するわけです。それが三〇分以上かかったそうです。後で教えてくれた人がいました。その人は「あなたはあんなに大勢の人たちの役に立っているということがわかってすごいよ。人生で一番充実した日ではないか」と言ってくれました。けれど、私は声は掠れてしまっているし、やっと寝られるというような感じでいっぱいでした。

冊子『スモンの広場』の中の一ページに疫学的な調査用紙をつけ、回答してくれるように依頼しました。「あなたはいつ頃どういう症状があってスモンになったのですか？」「いつ頃どこの何先生に診断されましたか？」「現状はどうですか？」「どういうことに困っていますか？」という内容です。私は東大の図書館に籠もって、スモン関係の文献を引き出して、一五センチメートルくらいの厚さになるカードを作っていました。ですからどの先生がスモンの研究をしているかとか、何病院でスモンの治療ができるかなどということや何先生が診断をつけたのなら確かである、と切り分けられる眼はありました。井形先生も判断に参加して下さいました。そして有効な回答のみに絞って資料を整理しました。結局有効回答が五〇〇通強ありました。いつ頃発病したかという点に着目した、スモン患者の発生数を年度ごとにまとめて図を作りました。この結果はスモン研究班がその後大規模に行った調査結果とほぼ類似のパターンの図を得ていました。初めは私が作ったデータしかありませんでしたから、新聞記者はもらいに来るは、あちこちの県はもらいに来るは、厚生省にも持っていくはで、もう大変でしたが、そのとき「患者さんはこういうことで困っています」という一文を必ずくっつけて渡していました。その回答でまた、現在困っていることの質問に対しては、受療上、生活上の困難についての回答をいただきました。これらの項目もまとめて図にしました。この結果は、国や行政、マスコミの方々から頼まれるとあげて、患者の生活の大変さを伝える資料になりました。つまり、早い段階からスモンの会は資料を出して説明することができたのです。

「難病」の誕生

川口　その前に、いわゆる患者会ってありました？

川村　スモンに関して言えば、私は知らなかったのですが、それ以前から前橋、仙台、岡山などに患者会があったのですね。

それから他には、結核患者の会が長い歴史をもっていました。他に小さいのもあったのかもしれない。それと日本筋ジストロフィー協会（日筋協）もありました。

川口　呼びかけてつくるまでが大変なんですよね。

川村　全国スモンの会発会式に国会議員さんと都議会議員が一人ずつ参加されていたのですね。私たちにはそれまで面識がない方でしたが。一人が岡山県出身の公明党の議員でした。彼は親族がスモンで、それで来てみたとのことでした。それでそのとき「これはなんとかせにゃいかんと思ったから」と言ってくださった。もう一人は都議会の医系議員でした。この二人がいろいろサポートしてくださいました。都議は美濃部都知事と交渉してくれて、一九七〇年の八月に美濃部さんと対話集会をできるようにしてくださいました。

川口 そこで美濃部都知事とつながるのですね。

川村 それで一九七〇年八月九日、都知事をお呼びして東京都神経センター（仮称）設置要望の会を開催しました。美濃部知事と当事者の対話集会です。朝日新聞社の旧社屋の講堂で、四〇〇人集まれるところです。講堂を管理している方々が、「何人ぐらい集まるかい？　参加者が少ないと講堂がガラガラでしまりのない会になるよ」と心配してくれました。ビラ配りに東京進行性筋委縮症協会の石川さんと夏の炎天下、暑い町中を歩いた記憶があります。当日は車椅子で来られた人たちが講堂の前列にずらりと並んで三〇〇人近くが集まり、ガラガラではなく要望の強さをアピールできました。この会合の都知事の演説で都立神経病院の設立が発言されました。都の難病対策の始まりです。

川村 国会議員は、一九七〇年三月の衆議院補正予算委員会でスモン対策について発言してくださいました。患者救済のために五〇〇〇万円、研究費として五〇〇〇万円が計上されるということになりました。

川口 それはまだ「難病」という括りではなく、スモン対策としてですね。

川村 はい。われわれの議論としては「スモン」に限らず、もっと幅の広い患者の問題を解決できる策に広げたいと考えていましたので、補正予算委員会で発言してくださった議員に、「難病」とか「奇病」とか「社会病」とか、いろいろ考えて触れていただきました。

川口　どうして「難病」という名前を選ばれたのでしょう？　先生の『難病患者とともに』（亜紀書房、一九七五年）ではよく「社会病」という言葉も使われていますけれど。

川村　『難病患者とともに』はまだ私が若く、文章が拙劣で、社会学者が私の原稿を書き直してくださったので、彼の考えが影響していて、「社会病」という語が多く使われていたと思います。結局、国は「難病」という言葉を受け止めた。

話を戻しますが、予算委員会で一億円という破格の予算が計上されるということになりましたが、研究費は実行されても、患者対策費はすぐ実行に移されませんでした。さらに、社会労働委員会でもスモン問題を取り上げていただきました。白木先生たち研究者と全国スモンの会の会長が発言しました。ここでもスモン以外の病気によっても医療と福祉の谷間で苦しんでいる人たちが多いと主張されました。正確に覚えてはいませんが、難病の定義はこのときに骨子をつくっていたように思います。研究によって、一九七〇年八月、折しも都知事との対話集会の日に、スモンの原因がキノホルムではないかという説が出され、これが本命で、その翌月にはキノホルム製剤の使用抑制を指導する通知が出されて、新たなスモン患者は出なくなりました。劇的なことでした。医師によるキノホルム製剤の投与でスモンが発生したというメカニズムが明確化されて、一九七〇年五月にスモン訴訟が提訴されました。全国スモンの会会長を先陣とする三人の方が集団訴訟（クラスター訴訟と言うそうでしたが）されました。この提訴の翌日早朝のテレビで、先の予算委員会で認められた患者の医療費支援策五〇〇〇万円が実現されるよう動きが始まった、と報道されました。

そして、スモン患者の訴訟が拡大していく中で、一九七二年に難病対策要綱がつくられました。

一九七二年の難病対策要綱の「難病の定義」というのは、患者運動の主張が大きく影響していると思います。あれは社会的な定義ですからね。私はこの訴訟の波の中で、東大もN病院も退職しました。

患者の福祉／患者会の連携

川口　病いを社会的に定義した国など他になくて、これは非常に大事なことだと思っています。中島孝先生に本誌先月号でインタビューをしたのですが（『現代思想』二〇〇八年二月号、本書第5章参照）、「難病（Nanbyo）」を世界に流行らせていかなければならないし、治らない病気に対しては、世界中で同様の定義をしていかなければならないとおっしゃっていました。川村先生は以前、「難病」の定義に社会的概念を入れるのは、大変だったというお話をされていたのですが、患者の福祉になど興味がない医学研究者たちからは反対もあったのでしょう。

それに、力のある患者会ほど疾患特有性で条件を提示して、自分のところの疾患に有利になるよう政治を誘引しますからね。ただ、それは特定疾患ができた当時も批判の的だったと思いますが。当時は雨後の竹の子のように患者会ができ始めた頃ですね。当時はどのように連携していたのでしょうか？　石川左門さんにもお話をお聞きしたのですが、いざとなると各患者会の連携が難しくなり、しまいに分裂したとおっしゃっていました。

川村　行政用語、あるいは社会的な用語としてつくっていかないと、スモンはこれこれ、○○病はこれこれ、というふうに、バラバラにされて制度が乱立し、運動する力が弱い患者たちは救済されないということになります。それではいけないというのがスモン患者を支援してきた医師や看護職の意見でした。もっと横につなぐための言葉がないといけなかったんです。

その頃は一週間に何度も全国スモンの会会長とともに副会長兼事務局長だった私が、白木先生のところにうかがって、スモン患者の運動はどうあるべきかを話し合いました。会を組織する前に、私は助言を受けて、すでに設立されていた他の病気の患者会役員に話を聞きに行きました。その際、「それぞれ自分の病気には特徴があるのだから、それをちゃんと見極めて、それを主張しなさい」ということを教えてもらいました。その後、スモンが一億円の予算を得ると、電話をいただいて、「スモンだけが病気じゃない。他の患者の苦しみがわからないのか？　厚生省の研究費予算をすべてスモンに使うようなことは許せない。そういうエゴをやっていいのか？」ということでした。「エゴでもいいから自分たちの病気をアピールして予算を取れ」って教えてくれたのはあの方たちじゃなかったかなぁと思いましたが、医療者としては病気格差をつくってはならないという考えが強くありました。やはり、スモンではなく難病だと考えたわけです。

昭和四〇年にやっと神経内科が診療科として認められて、一〇年も経っていない頃でしたから、神経系の病気に対する専門病棟もほとんどない状態でした。診断をつけてほしいということがまず、患者さんたちの希望でした。そこで、東京進行性筋委縮症協会（東筋協）の方々と患者会が主催する難病検診を都内各地で開きました。前述の都議が都の予算を取ってくれて、活動費がありました。また、白木先生は当時の美濃部都知事の参与という立場におられて活躍してくださいました。

スモン患者の福祉も大切、しかし他の病気の患者福祉も同様に大切という考えをもとに、運動論をつくっていったと思います。スモンの会の運動が表面化するにつれ、それまで東筋協に個人参加していた方々が自身の病気の会をつくりたいと申し出られて、重症筋無力症、多発性硬化症、パーキンソンなどの患者会の発足をお手伝いしました。当時はＡＬＳの方々は東筋協の組織の中におられました。何人もの方々を個別に支援しました。これらの会が集まって運動するために、スモンの会が主催する都知事との対話集会時に全国難病団体連絡協議会を立ち上げることになったのです。初代会長は全国スモンの会会長です。私は事務局として補佐しました。この後、ＡＬＳの組織もできていきました。初めのところはお手伝いしました。

スモンがキノホルムという薬剤使用で生じたということが明らかになって、スモンは薬害という括り方が国から提案されました。しかし、他の病気の患者会から「スモンの会が薬害としてエゴに走るのは困る、同じ神経の病気としてこれまでと同様に連帯を持っていてほしい」と強い意見もいただき、スモンの会の役員は薬害の被害者団体として分離されることを好まないという方針に固まりました。

話は戻りますが、私たちの考え方の中には、さらにたくさんの柱がありました。それは根拠を出していくということです。研究です。そして医療と福祉を統合していこうということもありました。「医療を受ける人たちが中心」という考え方が定着するためには、医療を受ける人たち（患者）が声を発しないと駄目で、それは個人的繰り言ではなく研究とか文化というところまで推敲され普及していかないと駄目、と考えていました。そこで患者文化などという考え方や言葉がでてきました。

この考え方はかなり以前から持っていたもので、まず補正予算委員会のときの議員の発言に出していただきたいこととして三つお願いしたことの中に盛り込みました。一つは原因究明と治療法の開発、二つは医療費の軽減、三つは研究班の中に保健社会学チームを入れること。実践のための研究費も必要ということです。三つ目の項目に盛り込んであります。これで初めて医学研究班の中に看護や福祉などの領域の研究が入ったのです。

私は訴訟という法律系の専門知識がなく、患者運動では役に立たなくなり、本来の看護職としての役割に戻りました。この復帰は都立府中病院神経内科の看護職になることでしたが、患者運動、それも医師や国を被告とした訴訟活動を手掛けてきた人材が公務員になるのですから、いろいろな体験をしました。しかし、そこには患者会の方々や白木先生たちの強い後押しをいただいていることが強い支えでした。このようにして、神経系難病のための在宅療養支援活動や医師会と協力する地域ケア組織の形成、などの基礎をつくることができたと思います。これらの活動は言葉で表すことよりも事実を動画で紹介することの強さを考え、二五本くらいの映像資料を作っています。実は患者さんが率直な姿を出してくださり、医師会の方々も全面協力でしたし、緊張はありましたがとても気持ちを一つにできた活動でした。内容はほとんど、国の厚生労働省難病の治療・看護調査研究班に続く三〇年間の報告書に掲載されています。

川口　お話をうかがってドキドキします。なぜ、スモンが難病の対象疾患になっているのか、私はよくわからなかったんですが、薬害が判明するまで社会的な保障が先立って求められていたんですね。

保健社会学の創生

川村　神経内科が診療科として認められたのが、ちょうど昭和四〇年（一九六五年）でした。まだまだ歴史が浅いところで、そのときには国立の病院で五ヶ所くらいしか専門病棟がなかった。それも教授が替わると、次は神経内科病棟になるか、わからないんです。当時の大学病院というのは教授が替わると医師たちも総入れ替えをする時代でしたから。固定してずっと診ていける場所がないんですね。

その頃はWHOも大体の疾患制圧が済んできて、そろそろ脳神経に焦点を当てていく態勢でした。声は小さいけれど、「二一世紀は脳神経系が中心となるべきだ」というのがそろそろ出てきていたんです。「日本はそれに乗れないじゃないか」という話で、日本の現状としてもいろいろな疾患に対応策が出てきていて、ガンもそうですが、医師もたくさん出てきている、次の残っているのは脳神経系だと。「それに医学としては、ちゃんと向かっていく必要がある。医学がちゃんとやってくれれば、国民の健康問題は基本的なところは解決していくのだからよい」と。やっぱり専門的な医療機関は必要であるというのが、みんなのアイデアとしてありました。

その頃は、神経細胞は再生しないというのが定説でしたが、白木先生は、「自分がみている病理標本から考えると、必ずしもそうではないのではないか。もうちょっと明るいものがあるように思えるけれど、それを証明するにはまだ顕微鏡や何かも進んでいないし、もう少し時間が経たないと証明できないのではないか」とおっしゃっていました。今は再生する、という方向に向いてきたのではないでしょうか。

そうであるとしたら、「スモンの患者さんには白木先生にクールに話をしてもらわなければいけない」というのが相良さんの主張でした。それで、あちこちにたくさん患者会をつくって、そこで白木先生に「神経細胞は再生しない、再生するとしても時間がかかる」という話をしてもらったんです。「みなさんたちの希望はわかりますが、病理学者としては、すぐに治るという嘘は言えない。回復することを待ち望んで暮らす、それだけに頼ってはいけない。それは希望としてずっと持っていなければいけないのだけれど、でもそれだけに頼っていても、現実はそう甘くはいきませんよ」と。

川口　現実を受け止めながら希望も捨てないということは、とても大事なことだと思います。一種の告知ですね。「治らない」という。

川村　それから、アメリカだと病院、研究所、養護的施設、予防を講じる施設等をまとめてヘルスセンターと呼ぶ組織があります。各施設の経営者が一つであるかは別として、どこかにそういう総合的なケアをする組織がないと駄目ではないか、というので、美濃部さんにそれを言おうということになり、都知事との対話になりました。

それと、「今の研究班が医学だけでやっていく以上は、どうやってもそういうところに目が向かない。治らないならどうしたらよいのかとか、感染疎外にどういう風に対応していったらよいのかとか、そういう研究がないとどうにもならないですよ」という話をしたのです。しかし、医師たちは、福祉や看護を含めた研究班は考えられないということだったので、東大の中に保健社会学という教室ができていたので、ここの医師資格を持つ教授に参加していただくことを提案しました。

川口　保健社会学というのはその頃から始まったのですか?

川村　衛生看護学科から保健学科になったんですね。そのときに保健社会学という講座ができたんです。研究班に看護福祉の研究者が入らないと、感染疎外やケアの問題も、家族の負担などの問題も解決できないですから。

ちょうどワクチン訴訟の頃だったんですね。大阪のワクチン訴訟の弁護団が白木先生を頼ってきて、その人たちとのディスカッションもやりました。そのときディスカッションしてわかったのは、死亡しないと被害が重いと判断されない、ということです。その頃使われていた言葉で「動く障害児」——今で言えばアルツハイマーや認知症の方なども同じ状態ですが——というのがあったのですが、そういう状態にある人たちのケアの大変さが表現されないから、それをどうしたらよいか、というのを弁護団の方が白木先生に尋ねていました。私は少し生活時間調査を始めていたので、「川村君の生活時間調査がいい。あれでいこう」という話になりました。

川口　私も一昨年、ＡＬＳの二四時間タイムスタディをしたんですが、後で先生のご論文を拝読して、「とっくにタイムスタディをなさっていたんだな」と。

川村　『難病患者の在宅ケア』（医学書院、一九七八年）でもちょっと載せていたのですね。これをいくつか出して話をしたら、「それを資料にします」ということになりました。ですから、この辺のところで今の介護の問題の客観化というのは大体やってしまっているのですね。

川口　私が考えつくことは、先生が何年も前にやってしまっておられます（笑）。

川村　今も「医療・保健・福祉の連携」とか言われますが、あれは昭和五三年（一九七八年）のことですからね。「府中方式はけしからん」とか、「国は東京都に見習うことはできない」とか、ずっと言われてきましたが、私たちのやり方、全部使ったじゃない（笑）。

川口　私たち今でも同じことを繰り返しやっているんですね。

ところで、神経病院設置や先生方の活動で人工呼吸器も在宅で使えるようになった。そうした結果、東京の西北部には医療基盤が整って、療養場所が在宅に移ってから、明らかに患者のＱＯＬは高まったと思うのですが、今度は家族介護を社会に開こうとしている私たちが、「けしからん」と言われてます（笑）。二〇〇二年に条件つきでヘルパーの吸引が容認されましたが、その通達を受けて「さくら会」で第一回目の「進化する介護」研修会を練馬区役所の地下で行いました。二〇〇三年九月のことです。そこで、川村先生はすぐに講師をしてもよいとお返事をくださった。私は石川左門さんもお呼びして、最初に家族以外の人たちに吸引を指導した方たちのお話を、地元の看護職や患者家族に聞いて欲しいと思っていたんです。原点に戻ろうって。

川村　あの頃は本当に自宅にいたいと思う人をサポートしたのだけれど、今は「自宅にいられるのだからそれでやればいいじゃないか」という感じですよね。それは基本からして違う。

川口　はい。それこそ特定疾患療養病床がなくなってしまいそうでしたが、結局、患者会や病院の猛反対もあり、残ることになりほっとしました。本当に怖かった。

ケア・マネージ

川口　先ほど「府中方式」という言葉が出ましたが、都立神経病院の相談室に行かれたのはどれくらいしてからでした？

川村　繰り返しになりますが、昭和四五年（一九七〇年）八月にキノホルムだということがわかって、四六年の五月にスモン患者が提訴したので、私立であるN病院を私は辞めることになりました。その前に美濃部さんと対話をして、都立神経病院を作るという話になっていましたが、「病院として新しく作るのは大変だし、とりあえず患者はいるのだから、条件の合うところで病棟として始めたらどうか」という話になって、それで府中病院神経内科が始まったんです。

府中病院には東京都神経科学総合研究所が昭和三九年にできていました。神経内科の治療が欲しいのにそれが得られないというので、府中療育センターに入っている方たちも困っていたのですね。今度はスモンの患者さんやその他の人にしても、専門病院だけあってもしょうがない。骨折したとか、妊娠したとか、歯が痛いとか、生活習慣病になったとか、そういうことがあるわけだから、一般病院が近くにあるというネットワークが必要だということになりました。最初、患者はどういうことで困るかとか、何がほしいのかとか、石川さんや相良さんや白木先生を交えて、みんなで話をしたわけです。それで府中のキャンパスであれば、都立病院の中では府中病院がすでにあったし、療育センターという福祉施設もあったし、研究所もあって、よいのではないかということになりました。それから、現在は首都大学東京の保健科学部に移行したリハビリの学院もあったし、看護の専門学校もあったんです。神経内科という病棟で、こういう患者さんたちがいるのだ、ということを学んで育っていく医療職員をつくることもできる、という話になった。

結局、それぞれの建物が離れていては駄目で、人が交流しなければいけないんです。それで三つまで兼務を許そうということを白木先生が図ってくれたんです。私は最初は神経病院に中心の席があって、府中病院と神経研にも席がありました。それから療育センターの看護部で研究指導を担当してくれと言われていたので、都合四つの席があったことになります。

一時期ALSの在宅の患者さんが同じ日に四人バタバタと入院してきたことがあります。初めの一人は普通に神経病院の病棟に入院して、もう一人の方は神経病院の緊急のベッドを空けて入院した。三人目の方は府中病院の脳外科のベッドを空けてもらおうと相談したのですが、うまくいかなかった。そうしているとき、脳外科の医師がＩＣＵと相談して、ＩＣＵのベッドに入院できた。職員の多くが複数の組織に席を持っていたので協力して、こういうこともできたんですね。

川口　ソーシャル・ワーカーみたいな仕事ですか？

川村　ソーシャル・ワーカーは必要だということで、都立病院の中にソーシャル・ワーカーを置くという提案をあちこちでしました。私は病棟の婦長、今で言う看護師長として入ったのですが、病棟のローテーションからは抜けました。看護婦の中に入ったら、とても在宅支援はできません。ソーシャル・ワーカーは事務室の管理に入るので、そちらに入れてもらいました。

川口　日本で初めて在宅で人工呼吸器をつけて暮らした井伊さんの在宅診療活動が始まったのはその頃ですか？

川村　その前からずっと訪問していました。訪問し始めた頃は、「訪問はけしからん」ということだったんです。その一つの理由は、病院の職員は病院の中で働くことになっていたからです。もう一つは、医師会から「自分たちの患者を囲い込むのはけしからん」というのもあった。

それに対して私は患者さんとは会を通じて親しかったので、神経内科の病棟ができることについて、説明会に行かせてくれと言って、あちこち行かせてもらいました。そうしたらみなさんから「病院に入りたい」という希望がワッと来たのですが、でも「私に言っても駄目だから、都知事に言ってください」と言ったんです。今度はそのリストがワッと来て、中には「こういうことで切羽詰まって困っている。入院させてくれないのならば、もう死ぬより他はない」とか、議員さんから「どうしてこの人を入れてやれないのだ」とか、そういうのがたくさんありました。それであちこち行き始めて、その地域の人や医師会の先生たちと話し合いをもって、そこはそこでサービスが展開するようにしてもらったんです。そのとき保健師さんたちが中心になってよくやっていただきました。知らない保健師さんのところに飛び込んでも、みんな協力してくれましたよ。

「見守り」という看護・介護

川口　今でもそういうものは必要です。熱心な難病担当の訪問保健師がいる地域は安心ですが、だんだん難病担当のポスト自体なくなってきています。昔のほうが、保健所のサービスはよかったのかもしれないです。保健所が縮小しているからでしょうか？

最初に保健行政が責任を持ってケア・マネージすることが、在宅患者の自立には重要です。ずっとそばにいて欲しいなんて贅沢は言っていませんので。

川村　ときどきチェックしてくれればいいんですよね。ある保健師さんは、自分の地域内でたくさんの患者さんを持たなければいけなくなって、うまい工夫をしました。保健所から彼女の家に帰るとき、一つ前のバス停で下りると、患者さんの家の前を通れる。それでその患者さんの家の前で手を振って通っていくんです。日常的にはそれ以上は何もしないのだけど。

川口　それだけでも全然違います。

川村　それで何かあるときには、電柱のところに奥さんが待っていて、「こういうことがあったのだけど、どうしたらいいかしら？」とか、ちょっとした会話もしていたんです。そういう人は結構いましたね。

川口　仕事の範囲の中だけでは足りない。ちょっとボランタリーな部分も必要で……。

川村　というか、仕事そのものにそういう周辺的な部分も含まれるのだと思います。自分の時間を使えということではなく、そういうことも業務に入っている。訪問看護も、結局一回の訪問に対して、ほぼ半分がお金にならない仕事をしているのですね。滞在時間とほぼ同じくらいです。

川口　そうですね。私も在宅介護の事業者だからわかります。

例えば、重度障害者の「見守り」も、今かろうじて自立支援法の重度訪問介護という長時間用のサービスの中で算定できるのですが、あれも支援費制度から障害者自立支援法に移行するときに、サービスの項目から外されそうだったんです。新制度に「見守り」という文言が消えていると気がついたのは、全国公的介護保障要求者組合の新田勲さんら比較的重い脳性麻痺の人たちでした。他の障害者には、「単価が低い見守りのような日常生活支援は要らない」という気持ちもあったんです。だけど、「見守り」の文言が入らなかったら、重度の身体障害者の独居は無理になってしまいます。東京都の自立生活を引っ張ってきたTILなどの運動団体と一緒に、私たちALS協会東京都支部の患者家族も厚労省や都庁に何回も通いました。二四時間「見守り」が必要なのは、呼吸器がはずれてしまったら、誰かに即座につけてもらわないといけないからです。それに、痰が詰まってから訪問看護に電話したのでは遅いので。そうやって、生存に必要な見守りは何とか認めてもらいましたけれど、結局「Q＆A」扱いで、正規の法律に保障されていない。

また介護保険と統合という話が再浮上すれば、「見守り」は廃止される恐れもあります。例えば訪問看護では算定できない部分、それこそ看護師がヘルパーの業務をやってくれたりすると、それは請求には入れられないです。それこそ看護師による「見守り」なんて、今は絶対に無理ですが、在宅の初期や看取りには看護的な見守りは必ず要ります。

川村　要りますでしょう。それこそが業務だと思いますよ。

川口　うちの場合、生田チサトさんという看護師さんが、母に必要な在宅での看護を私たち娘に教えてくれたんですが、人工呼吸器開始の前後は毎日必ず訪問してくれて、必要とあれば半日くらいは私たちのそばにいてくれました。でも、それは、母のかかりつけ医の中村洋一先生が、診療所の看護師の生田さんにお給料から払ってくれていたからできていたこと。先生のご厚意で診療所の看護師の長時間滞在ができていたんです。当時はそれが当たり前と思っていたのですが、後で知りました。だから、在宅移行時の看護師の長時間滞在を制度化してほしいです。一週間くらい。そこで家族やヘルパーに医療的ケアをきちんと教えてほしい。

川村　私は退院の日は、看護師がご自宅までついて行き、次の日も八時間訪問し、三日目も八時間訪問できるように看護プランを組みました。「病院から在宅へ帰るならば、一週間その人に誰か一人専属ナースをつける条件じゃないと、引き受けられない」と医局に言ったこともあります。

川口　アメリカでは呼吸器をつけて自宅に帰して、数週間で保険が切れた後は、訪問看護も自費になると聞きました。人を頼めばお金もかかるし、だんだん家族だけのケアになるでしょう。実際、アメリカでは人工呼吸器を開始した三割のＡＬＳ患者が後々外すことになるというデータが国際シンポジウムで報告されていました。制度がなければ在宅人工呼吸器の継続は家族だけでは無理です。日本でもそろそろ家族介護者が疲れてきているので、そうなってしまいそうで、凄く怖い。

効率性の向上

川口　それから、障害者の自立支援法と介護保険との統合の話になりましたが、在宅で呼吸器をつけて九〇〇時間以上も公費のヘルパーが入っているALS患者もいます。そういう意味では、ALSは恵まれているのだけれど、例えば高齢者にも、認知症とかアルツハイマーで「見守り」が必要な人がいます。そういう人たちをどうしたらいいでしょう？　時々、認知症の人のご家族から「ALSはいいわね。ヘルパーに来てもらえて」って言われます。

川村　今訪問看護を使っている人が二六万から二八万人ですね。この五年で六〇万から九〇万人必要なんですって。

川口　ええ！　そんな、急には無理ですよ。だから、いざというときには救急車も呼ばないで自宅で死ねるようにしよう、という話になってしまうのでは。

川村　そういうことは、私の頃もさんざん言われてきましたよ。「呼吸器つける気がない人を搬送するなんて何事だ」と。

川口　今は、「救急車を呼んだら罰金」みたいな発想です。

川村　そんな風になったら大変です。

川口　でも、訪問診療や看護が日頃からきちんと行われていれば、救急車のお世話にならなくても済むケースもかなりあるでしょう。

川村　本当に訪問看護がきっちりできなかったら大変ですよ。私の夫は一〇年来の神経難病なんです。自宅で倒れてしまったときは、困ってしまいました。けれど、入院し特別なプログラムを受けて一か月で梨狩りに行って、両手を挙げて梨を採っている。それに自分で水を飲んで、林檎も食べる。

川口　どういう看護プログラムを組んだのですか？

川村　筑波大学の紙屋克子先生が指導して、それを看護チームがしっかりやってくれました。最初はとにかく座らせて三分経ったら、血圧が二〇～三〇になっていたのに、一か月で元気になり、今は三食、小さなおにぎりを作ってもらって食べています。

川口　紙屋先生も川村先生の研究班におられます。班会議のときに、遷延性意識障害の娘さんが、看護プログラムで蘇るDVDを見せていただき大変に感動しました。事故の前にバレエを習っていたのを思い出したのか、立位ができるようになったら、自分からバレエみたいに優雅にスーっと手を高く持ち上げたんです。奇跡。看護プログラムで蘇る人は、かなりの数いるのではないかと確信しました。

川村　意識障害までおこっていない脳卒中の人たちもかなり改善すると思います。そうしたらその人たちは留守番くらいできるようになりますよ。私はそうやって介護を不必要にするのが医療だと思います。そうすれば家族も楽になるし、働きにも出られる。そうやって生産性を上げる方向で考えなかったら、家族が潰れてしまうのも当たり前です。

例えば、うちの夫の隣に入院してきた方は、一年間全身麻痺の状態で、飛行機では三人分の席を取って来たらしいのですが、病院で九週間プログラムを受けて帰るときには普通座席で座って帰っていかれた。

川口　三分の一の航空運賃で済んだのですね。変な意味の「効率性」ばかりが問われていますが、寝たきりの人が座れるようになることが、効率性をよくすることですよね。

川村　それですよ。ある患者さんは生活保護をやめたんです。この頃はバブルの時代だったから、株でそれなりに稼いでいた。それで、例えば八百屋さんや電気屋さんなど、地域の人たちのコンサルテーションもやって。資金繰りの相談をされては、「何々の株を売れ」とか答えてあげたりして収入が入るようになったそうです。

それから、最初のベーチェット病患者の友の会の会長さんも病気で全盲になってしまい、困って子供の通帳まで全部開けて株に投資して、ある程度の資産を増やして、「今は悠々とやっています」という手紙が来ていました（笑）。

川口　ＡＬＳ協会前会長の松本茂さんは介護事業所をされていますもんね。

だから、私は難病でも大丈夫、パソコンを上手に使ったりしていけば生活していけると思いますよ。

川村　それもそうだし、彼は農業もしっかりやっている。

川口　農業を続けているＡＬＳ患者さんも多いですね。「脳業」だと。だから、難病になって「役に立たなくなる」なんて嘘。役に立たなくさせているんですね。うちの母だって孫の話を聞いたり、一緒に留守番をしてくれました。下の子は母の文字盤で平仮名を覚えましたから（笑）。だから、生きている間は必ず誰かの役に立てます。病気や高齢のせいで、役に立たなくなるなんて嘘です。

川村　そういう積極的なところにも研究費を使わなければもったいない。暗い話ばかりで。

川口　少子高齢化から医療費削減にシフトしてしまったこんな時代には、難病施策なんて最初に打ち切られてしまうのではと心配ですが。

川村　こうやったら、かえって医療費削減できるじゃないですか。患者が税金払う人になるんですから。

川口　それに在宅の患者は地域医療にも貢献しているかもしれない。重篤な疾患でも元気な患者がいると、地域の医療従事者は元気になりますね。

川村　患者の力を上手に引き出す道筋をつけたいですね。技術で解決するという策も忘れないでほしい。

川口　脳神経倫理学と分野で、脳と機械をつないだ際に予測されるさまざまな問題の議論が始まっているのですが、先端技術もケアを考慮しない議論では宙に浮いてしまう。二〇〇八年一月一四日の京都大学の国際シンポジウム（「人間改造のエシックス　ブレインマシンインターフェースの未来」）で、私は仙台在住の和川次男さんという患者さんが、脳波を読み取ってもらって歌集を出版した話や、加古川市のウエルドニッヒ・ホフマン症候群の浦野君が、脳波を読み取れるマクトスという装置と、その信号を言語化するダイナモという装置をつけて、近くのスーパーマーケットに買い物に行く話をしてきたのですが、会場の先生方はビックリされていました。日本の神経疾患ではベンチャーの技術者と当事者の努力によって、意思伝達装置の開発研究はずっと前から始まっていたんです。

川村　ＡＬＳの患者さんは随分前から実用化している。

川口　患者のニーズに合わせて、開発者も介護者も頑張りますし。脳神経倫理に関しては、これからガイドラインをつくっていくそうなのですが、先端技術の水面下では、対象者の福祉にかかる費用が問題ですよね。看護や介護、教育にかかるコストや、現在は患者会や教員組織がやっているような、地域の無償ネットワークによる啓発広報も必須ですが、今はボランタリーな活動です。そこをどうするのかとか。人間相手ですから科学技術だけ先行しても駄目です。「人間と機械を繋いだ。効果があった。ＯＫ」じゃないんです。人工呼吸器の導入と同じで、アフター・ケアができなければ、効果があってもやめようということになってしまう。あるいはまた目に見える医学的効果がなければやめようとか。でも、さまざまな立場の人が、弱者のために協同することによって現れる効果は、研究のアウトカムでは評価できないです。人工呼吸療法も脳科学も、医療とエンハンスメントとの違いはそこに現れるはずなんですが。

川村 医師がイメージできないくらいですからね。

それから、今の研究には「希望」が少ないですね。こういうことをやったらこういうふうなことができたから、これは医療の技術力を使ってこうやったらいいじゃないですか、とか。心理的にどう違うとか、哲学的にどうかとかは大事なことかもしれないけれど、私は心理学者や哲学者ではないから、患者さんがこれからもっとこうしたいと言うことを、どうやったら医療は保障できるか、ということを考えるんです。そうしないと技術者としての自分のアイデンティティがなくなってしまう。

川口 政策に切り込んでいく研究。川村先生のご研究はどんどん制度に繋がっていった。

川村 医師は治せばいいんですよ。今、やっていることがよいか悪いかという研究だけでは、その先を拓けないじゃないですか。

川口 はい、まさしく。当事者にとって当たり前のことが、研究結果として出てきておしまいじゃあ、患者はそこから先を望んでいるのに、「あれれ？」と思います。研究者はまだ「ALS患者はもしかしたら幸福なのかもしれない」という程度のレベルなのかと。
川村　やっぱり現実が変わらなければしょうがないですから。
川口　患者がSOSを出したら、すぐに助けなければいけないのに、現場のニーズと研究に断層があるように思われます。川村先生が最初にされてきたことですが、アクション・リサーチというか、実践と研究を同時並行していただくのがいい。看護や介護の実践ができて研究もできる人が、どんどん患者会に入ってくれたら、難問奇問も一緒に乗り越えていくことができると思うのですが。
川村　「患者にも希望があることがわかった」と言うのなら、患者全員が同じような医療が受けられるようにするとか、やるべきことはたくさんあります。確かに今までは在宅の選択肢がなかったから、その選択肢をつくるべきだと思ってきたけれど、でもその選択肢がある程度できるようになったら、別の選択肢がなくなるというのは変ですよ。
　やっぱり保健所のケア・マネージがなくなったというのはきついですよね。あれをどこに持っていくんでしょうか。
川口　実際、保健行政は本当に縮小なのでしょうか？　だから当事者が強くなってしまって（笑）、患者会の人たちも保健所の代わりみたいなことをせざるを得なくなって。
川村　当事者と制度としての取り組みは違うと思います。
川口　はい。制度として国が取り組んでくれないと困ります。

川村　青森県の本当に隔離されたような山の中で生活している高齢者の話を聞いていると、自分で運転もできず、街に買い物にも行けない状況になったとき、「歩けなくなったらあそこ（施設）に行くんだ」と考えているんですね。今まで自分がお隣のおばあさんのところに「お豆煮たから持ってきたよ」というのと同じように、その施設でも「お豆煮たから持ってきたよ」とお茶飲み会ができるんです。それでいいじゃないかと思うんですね。やりたい生活がわかれば施設に入ることが悲しいことでも何でもない。

川口　でも、それは青森や山形だからできるのでは？

川村　できないですね。第一、お豆持って隣の家なんて行かないですからね。向こうは誰それさんのところの豆はうちで煮たのより美味しいとか、漬け物のつけ方がああだとかこうだとか、それが重要なことだし、それを非常に楽しんでいるからよいのだけれど。

川口　そうですね。地域間格差も確かに大きな問題なのですが、「差」ではなく、「郷土性」というか、「民俗性」で療養のスタイルが違っていいと思います。都会では家族以外の介護で生活できても、地方へ行くとそういうかたちの自立は支持されにくい。それは人々が「できない」のではなくて、そう「したくない」というか。

ただ、それが「やはり家族が介護したほうがいい」という言い方に回収されてしまうのはまずい。同時に公費で介護をしてもらうと「血税を貪る」みたいに言われてしまったりするのですが、常時、吸引が必要な人の長期療養を、家族だけで支えるのは無理です。誰かに仕事として介護してもらわないと、家族も外で働かなければ生きていけないのは事実だし。在宅医療で患者の日常生活をどう支えるかは長年のテーマなのですね。

でも、人と人とのつながりを大事にしながら十分なケアを保障し、しかも費用対効果のある公的制度はきっと開発できると思います。それもすでに現場の知恵、患者文化に蓄積されているはずです。

7

「正しい」で世の中が変わらないときに、何が有効か？

佐渡島庸平＋川口有美子

佐渡島庸平（さどしま・ようへい／編集者）
株式会社コルク代表取締役社長。東京大学文学部を卒業後、2002年に講談社に入社。週刊モーニング編集部に所属し、三田紀房『ドラゴン桜』、小山宙哉『宇宙兄弟』など、数々のヒット作の編集を担当。2012年に講談社を退社し、作家のエージェント会社を設立。

『宇宙兄弟』とALS

川口　佐渡島さんとは「SYNODOS―シノドス―」で二度お話をさせていただきました（川口有美子×佐渡島庸平「地球で生きる宇宙飛行士――『宇宙兄弟』はなぜALSを描いたのか？」、小山宙哉×岡部宏生×橋本操×川口有美子「ALSとの遭遇――『宇宙兄弟』作者とALS患者の想い」、いずれも「SYNODOS」ウェブサイトで閲覧可能）。今回は、医療やケア、患者運動に関わってきたような「支援者」とは別の立ち位置からのお話をうかがいたいと思っています。

『宇宙兄弟』にはALS患者が登場しますが、こうした設定やストーリーは作者である小山宙哉さんと佐渡島さんが相談しながら決めていくのですか。

佐渡島　昔はそのように進めていましたが、今は小山さんが一人でストーリーを考えています。僕は小山さんから「数回先にこういったシーンを描こうと思う」という話をもらい、描くために必要な情報を集めることが多いです。一回の原稿はおよそ二〇頁ですが、それでも相当な量の情報が必要なんです。

だから僕たちは、小山さんがムッタのいる場所にトリップするための道具として、情報を用意する。例えばALSの患者さんが登場するとしても、使っている機械の細部がどうなっているかがわからなくてイメージができないと、せっかく頭の中でまわりだした小山さんのカメラが止まってしまうんです。データが抜け落ちた世界だと、キャラクターが動き出さない。その情報を一緒に埋めていくとムッタが動き出し、小山さんはその様子を描いていくんです。僕たちが集めた情報は、ムッタたちが動くためのセットのようなものでしょうか。

川口　確かに『宇宙兄弟』を読んでいると、細部にとてもこだわって描かれているのがよくわかります。以前小山さんとお話ししたのは一、二時間ほどでしたが、そんな短時間でも患者の岡部さんとみさおさんの特徴や意思伝達の方法まで丁寧に捉えて描いてくださいました。私らしき人物まで描いていただいて……（『宇宙兄弟』24巻参照）。

佐渡島　小山さんの観察力は本当にすごいですね。

川口　少し前に「アイス・バケツ・チャレンジ」が話題になりましたが、佐渡島さんにもチャレンジがまわってきましたか。

佐渡島　はい、指名されて僕もやりました（笑）。そのあと僕はデニール・ヤング（『宇宙兄弟』のキャラクター）を指名して、主人公のムッタがデニール・ヤングに水をかけるのをやってもらったんですよ。正確に言うと、『宇宙兄弟』のキャラクターがアイス・バケツ・チャレンジをする内容のGIFアニメーションをつくってツイートしたのですが、一五〇〇近いリツイートがありました。

川口　これは患者家族が喜ぶでしょう。しかしこうした好意的な反応の一方で、あの時期ＡＬＳ協会はいろいろとご批判を受けて、対応に追われてまして。事務局はひとつひとつ丁寧にお返事をしましたが、消耗しました。

今回のアイス・バケツ・チャレンジには驚かされました。啓発と言えば、かつては街頭に立って声を張り上げ、ビラを配り、立ち止まってくれた人に説明をして……という古典的な方法でやっていましたが、ここにきて日本の患者会も変わっていかねばならない気がします。誰も計画したわけではないのに、ある日を境に毎日一〇〇万円単位の寄付が協会の銀行口座に振り込まれて、事務局は驚いていました。YouTube や facebook を見ていなかったので、何が起きていたのかわからなかったと。

先ほどの『宇宙兄弟』のデニール・ヤングとムッタのアイス・バケツ・チャレンジはとても嬉しいですが、小山さんや佐渡島さんに迷いはなかったですか？　僕たちはやらないと言うこともできたと思いますが。

佐渡島　それは、おそらく僕や小山さんの性格のせいかもしれません。小山さんの素晴らしいところは、物語の登場人物一人ひとりに対しても、そのキャラクターが本当に実在するかのように責任を持って接しているところなんです。だから、例えばそのキャラクターが病気にかかったら、その病気をいい加減に扱ったりはしない。それが小山さんの考え方の中に強くあるし、僕もそういった姿勢に強く賛同しているからだと思います。

それに、小山さんはキャラクターにとって不自然なことをさせたりしません。「このキャラクターならどう考えるか」だけを追求していて、そのキャラクターが到底言わないような主張を無理に言わせたりはしない。カッコいい人間として、キャラクターを信頼しているんです。

川口　なるほど。デニール・ヤングなら氷水かぶるでしょうね。それに、ムッタは呼吸器の装着を迷っているシャロンに「生きてててほしいんだよ」ってストレートに励ました。「自分の好きなようにしていいよ」とは言わなかった。ムッタは子供の頃シャロンに言われた言葉を覚えていて、弱くなって生きる意味を見失いそうなシャロンに向かって、その言葉を返したんです。「人は誰かに生きる勇気を与えるために生きている。誰かに勇気をもらいながら」って。ムッタは実にカッコいい男です。こんな風に患者を励ませる人はそうはいないですよ。それを受けてシャロンも「生きていてよかった」っていう。二人の信頼関係が再確認されて、この先の展開に期待が膨らむ名場面です。うるうるしました。

作品と言葉で世の中を動かす

川口　佐渡島さんは、大学時代は東京大学の柴田元幸さんの研究室で勉強されていますね。実は柴田さんのファンなんです。文学にご関心があってのことだと思いますが、ご自分で小説を書こうと思ったことは？

佐渡島　それはありませんでした。僕は、講談社に入社してすぐに安野モヨコさんと井上雄彦さんという一流の作家の担当につかせてもらったので、お二人の傍でその才能を肌で感じていれば、自分で書こうという発想は出てきませんよ。せっかくそういった素晴らしい作家さんがいるのであれば、彼・彼女たちの作品を、世の中に出していきたい。そしていずれの作品も、人の人生に影響を与えるようなものにしたいですね。

僕は、物語には人間の行動を大きく変える力があると強く思っています。しかし、ただ正しいことを言っても人の行動は変えられない。問題の中でどれが重要なのかは人によってまったく違います。みんながある種のポリティカル・コレクトネス状態で、何か特定の問題に対してそれを変えるべきだと強く言ったとしたら、今すごく幸せな人さえもが差別されていると感じるようになる可能性もある。どの問題も、誰かにとってはとても切実なものだから、そうなるとどれがもっとも切実かなんて決められません。そんな状況下で発言している限りは、世の中は何も変わらないでしょう。

そうすると、世の中を変えるには、おそらく人の心を動かすか、ビジネス的な力で変えるしかないと考えられる。ＮＰＯ団体の中には、自分が正しいことをしているんだという感覚が非常に強く、正しいことにはみんなも協力すべきだと主張する人たちもいる。同じ問題意識を共有している人の中では、それで何かを変えることができるかもしれませんが、みんなが好き勝手に生きている世の中では、絶対に何も変わりません。

ほとんど笑い話みたいな発想ですが、どうして小山さんと『宇宙兄弟』のような話をつくることになったかといえば、「どうも日本は元気がないよね、どうしたら元気になるかな」というのがきっかけでした。こういうとき、象徴的な出来事というのは非常に重要で、よくわからないところに衛星を飛ばしただけでは印象も弱い。それに、月に行くのはもはや簡単なことだと言いながら、結局日本人はまだ月面に立っていません。だから、もし日本人が月面着陸に成功したらみんなの雰囲気も明るくなるし、会社やひいては産業も元気になり、日本も変わる可能性があるよね、と考えた。そんな風に社会が変わるようなマンガをつくると僕らは偉大だよね（笑）という雑談から始まったんです。

僕は、作品をつくっていくときに、こうしたことをよく考えます。三田紀房さんとつくった『ドラゴン桜』では、日本の教育を変えられたらいいんじゃないかと考えていました。また『エンゼルバンク――ドラゴン桜外伝』では、日本人は転職や起業にまだまだ消極的なので、マンガによってそのマインドが少しでも変わって人材の流動性が高くなり、みんなが元気になればいいと考えていました。

川口　佐渡島さんが指摘されたように、小さな組織の運動は、わかってもらいたい気持ちが非常に強いために、状況への怒りが多かれ少なかれこもってしまう。一般にうまく伝えひろげていくには、佐渡島さんがおっしゃるような発想の転換が必要ですが、ご意見をいただけますか。

佐渡島　どういうふうに言葉で伝えていくかという点については、今後も考えていく必要があると思います。みんな、届かない言葉を発しているように感じます。ＡＬＳがどんな病気かを、ＡＬＳの人自身が圧倒的な強さをもった言葉で語ることが、まだ十分ではないように思いますし、まずはそれが大事だと思います。

川口　おっしゃる通り、そういうところが私自身も下手だと思います。当事者や身内だと、どうしても自分のことで気持ちがいっぱいになってしまって、聞いてほしいという思いが先行しがちです。私は母が亡くなって随分時間が経ったので、そういったむきは解消されてきましたが、やはり当事者や現役のご家族にはそんな余裕はなくて。

一般に向けてだけではなく、患者自身も病気のまま生きることを明るく言い換え、気持ちを置き換えていくことが重要ですね。例えば「呼吸器をつけると人間性が奪われる」なんて言われますが、「呼吸器も車椅子やメガネと同じで、必要な道具なんだ」と、考え方を転換していくこともできる。中島孝先生の言葉を借りれば「ナラティブの変換」ということでしょう。

患者会・NPO団体にビジネス視点を取り入れるには

川口　患者会の体質改善が必要。大きく転換していかなければならない時期に来ています。日本の患者会は患者の個別支援に加えて、国に訴え法制度をつくらせてきましたが、今後はファンドレイジングや宣伝の仕方や経営モデルも、時代に即して新しい方法論を取り入れていかなければならない。

佐渡島　NPOもしっかりとした収入がなければ維持できませんね。アメリカのNPOはそれができていると思いますが。

川口　そうですね。確かにそうなんですが、資本主義に委ねると稼げるNPO患者会と、それができていないところとの格差が広がってしまいます。日本では難病支援を国策としてやってきたので、患者会は宣伝や研究費を集めることには熱心ではなかった。また主要メンバーは当事者のボランティアであったので、療養のための制度をつくらせる活動に全力を注げました。欧米のALS協会は資金集め、ファンドレイジングに熱心です。それは人件費や活動費をまかなわなければならないからで、それはそれで宣伝がうまい患者会にばかり寄付は集まり、病気間格差が生まれてしまう。ファンドレイジングだけやって療養支援をしていないという批判もある。

佐渡島　欧米のALS協会でうまくいっているところは、自分たちや社会の状況を受け入れているからですよね。むずかしいところですが、しかし実力の格差から不平等について言及していても、状況はなかなか変わりません。

例えばスポーツで言えば、日本でプロ野球がメジャーなのは、正力松太郎が読売新聞時代にとても力を入れて宣伝活動をしたからですよね。同様にサッカーは、野球よりはかなり遅れてだけど、川淵三郎さんがJリーグの発足にとても力を注ぎました。しかし、他のスポーツにはそういう人がいません。それぞれのスポーツのトップ選手だった人が後に協会の会長職に就きますが、そこにはビジネス的にサポートする人がいない。「自分たち選手やスポーツ環境を大切にしろ」と言うだけでは、何ひとつ産業的には成り立ちません。

ではどういったスポーツがサポートしてくれるビジネスマンと出会うことができるのかと言えば、スポーツ自体の魅力である可能性もあるけど、運の可能性も大きい。そういった運がない限り、そのスポーツは産業化されないし、それは日本に限ったことではありません。

これは会社についても同じことが言える。どんな良い事業をやっていても、ビジネスマンとの出会いがなければ、どんな会社もうまくいきません。会社をゼロの状態から大きくプラスにしていく場合でも、マイナスの状態から向上させる場合でも、そこにビジネスマンが存在するかはとても大きな問題なんですね。そのためには大きな運が必要になる。しかし、人の行動がそうした運を呼び寄せることも多々あります。そういうビジネスマンに、自分の病気の団体に来てほしいと強く願いながら探していれば、出会える可能性も高くなると思います。

川口　おっしゃる通り、今まさに運が必要だと思うし、誰かの助けを必要としたときに、必要な人が現われたことが何度もありました。佐渡島さんが救いのビジネスマンなのですね（笑）。

人に助けてと言えること

川口　ALSは努力をすれば勝てる、乗り越えられるという病気ではありません。むしろ自分をオープンにして、人の助けを求めることができた人から生きる道が開かれていくようです。それは宇宙飛行士と似ているかもしれません。

自立や自己決定が謳われ、自分で何もかもを決定できることが良いことのように言われますが、そう思っている間は結局独りよがりな結論に陥りがちです。

佐渡島　そうですね。人に助けてと言えることは、あらゆる職業にとっても、個人の人生においても大切なことだと思います。起業して会社をおこすことについてもまったく同じで、僕自身もとにかくみんなに手伝ってほしい、と言うところからはじまりました。

『We are 宇宙兄弟――宇宙を舞台に活躍する人たち』（講談社＋α新書、二〇一二年）で、裏出良博先生にインタビューをしました。裏出先生は医者や製薬会社の方ではなく、国際宇宙ステーション（ISS）「きぼう」日本実験棟でのタンパク質結晶生成実験のために基礎研究をされている方です。この実験が成功すれば、筋ジストロフィーの治療薬開発への道が開けるそうです。

筋ジスの場合、患者の多くが子どもで、若くして亡くなられる方が多いため、研究費が十分に獲得できず新薬の開発も思うように進んでいません。患者である子どもたちには強い主張や発言ができないし、親たちもお金が無理だから諦めてしまう。しかし現在の研究は、投薬した筋ジスの犬が歩けるまでに回復するレベルに達しているそうで、これを子どもたちに投与すれば、病気が治る可能性もあるそうです。

だから裏出先生は「この話を聞いた人は、みんな僕の仕事を手伝ってくれ」と訴え続けている。僕が先生にお会いしてお話を聞いた後にも、「君らはもう仲間や」「君らも僕と一緒に筋ジスの現状を広めなくてはならない」とおっしゃっていました。とても情熱をもって研究に取り組んでいる方で、自分のところでこれだけ研究が進んでいるのだから諦めるのは早いし、患者が救われたいという気持ちを持ち続けてくれるのなら、患者に希望を与えるのが、いま僕がやるべき仕事だと語っています。裏出先生は、そうやってどんどん自分を手伝ってくれる人を増やしているんですね。

川口　ＡＬＳの研究に携わられている方も、裏出先生と同じように言っていますね。それで、難病の患者会と研究チームは共同研究していますし、私自身も中島孝先生率いる研究班や、サイバーダイン社の山海嘉之先生が率いるＨＡＬ（装着型ロボット）や意思伝達装置の開発研究に参加してきました。

病気で動かなくなれば、その部分を機械に取り替えていく。呼吸中枢でもそれは可能だし、治すより技術の確立のほうが早いと、山海先生もおっしゃっています。病気は治せなくても、今生きている患者さんを幸せにしていくことはできる。

技術革新はめざましくＳＦの世界がリアルなものになっていっていますね。そういう発想でいけば、宇宙は生身の人よりも、むしろ機械を実装することに慣れている患者さんたちの方が生きやすい場所と言えるかもしれません。『宇宙兄弟』に現実が近づいているような気がします。

川口　アイス・バケツ・チャレンジの際に際立ちましたが、アメリカでは善のためであれば方法は問わずお祭り騒ぎにも参加する。ノリがいいというのか。でも日本では、チェーンメールの手法に批判がありました。難病のファンドレイジングでも、手法に対するこだわり、道徳感情のようなものが非常に日本は強いです。寄付金の使い方でも一般会計に使ってはいけない、とか。

佐渡島　おそらく、患者さん自身は「生きていられれば何だっていい！」と思うはずですよね。だったら、それをサポートする仕組みも、お金が入ってきたり、世間の話題になるのであれば何だっていいと考えたら良い。しかしそういった話になると、突然細かいチェックが入ったり、官僚的な体質が出てくるようになるんですよね。

しかし、それは気にせずやっていくべきだと思います。ＡＬＳの患者さんは、自分の体裁を気にし続けていたら生きていけません。それなのに、その人たちをサポートする人たちが、自分の組織の体裁を気にしている。大きな組織で何かをするときは、この企画は失敗してはいけない、などといろいろな人が体裁を気にします。でも、僕は自分の会社での失敗を気にしないので、社員も失敗を気にしない。僕が失敗を責めるようになったら、当然みんなも気にするようになる。失敗を活かさないことを怒ったとしても、失敗自体を怒らなければ、失敗できる組織ではあり続けるし、それを会社がある程度大きくなっても保ち続けられるかが問題だと僕は考えています。

ＡＬＳや筋ジスで何が問題かと言えば、患者数が少なくて研究費がまわってこないため、製薬会社や研究者にとってのメリットが小さいことです。世の中で物事を解決しようとすると、絶対にお金は必要になります。だからそのお金を集められるのであれば、いかなる手段も善になると思う。

川口　そうなんですが、「自分たちにばかりお金をもらっていてはいけない」と患者さんの中からお叱りが出てくることもあります。他の疾患の患者さんたち、他国の貧困の方がもっと大変だ、とか。

佐渡島　全員の意見を吸い上げることは不可能なので、重要なことは、強い意志を持ってやることだと思います。例えば先ほどの話にも出たように、スポーツを広めるとか、会社を大きくするとか、世界に何かを広めていくといったあらゆることは、意志にかかっていると僕は思っている。

患者のサポートをしている人は、目の前の仕事や介護がとても大変だし、精神的にも削られていくので、強い意志をもちつづけることが難しくなる。ＮＰＯの大変なところはそこだと思います。しかし、それでもその人たちの意志が強ければ、アイデアは出てくる。その意志が他の民間企業よりも強ければ、民間企業より強いＮＰＯになる。僕は、最後は精神論だと思っているところがあるんですね（笑）。

川口　強い意志がなければ、やってられないです（笑）。

佐渡島　手助けや協力は求めても、誰かに頼ろうとしていると、とてもしんどくなってしまいますね。

僕は徳田虎雄さんにトップになってもらうのが良いと思いますよ（笑）。僕が日本で尊敬する人のなかの一人です。彼がいなければ、離島にこんなに病院はできなかったし、たくさんの日本人の命を救っていますよね。

川口　みさおさんは徳田さんと仲良しです（笑）。似た者同士かも。

佐渡島　あれくらいの強い意志がないとダメだと思うんです。ほとんどのＮＰＯが、創設後もこの団体をうまく経営していくために経営を学ぼうとしていないように感じます。ＮＰＯ理事自身が経営者であるという意識をもっていないし、組織論やボランティアのモチベーションを保つために心理学を学ぼうとしない。他の企業や団体は、そういったことをやっているのに。

川口　患者会も企業化していかないといけない。実際のところ、治療研究に資金は不可欠で、英米の患者団体はファンド担当に最初から経営に明るい人を雇用していますしね。

佐渡島　そういった視点に加えて、団体の目的を一つにしていかなければならないと思います。その病気を治すためにお金を集めるのか、良い団体であるべくして活動していくのか。以前川口さんは、「呼吸器をつけるか否かだって、ＡＬＳの患者が自分で正しい判断ができるとは限らないし、考え方が変わることだってもちろんある」といったことをおっしゃっていました。それと同じで、人はそれぞれのタイミングで言うことが違ってきます。だからいったん、否定はうまく無視していく。強い意志をもって団体を持続していれば、今反対している人たちが後で感謝してくれるようになることだって、たくさんあると思います。

川口　はい。次世代の難病アクティビストと支援者が育つまでは、何とか維持してつなぎますよ。今日も大事なことをお話しくださいました。佐渡島さんの経営センスは、難病患者のために間違いなく必要です。『宇宙兄弟』でも今後のシャロンの治療？活躍？が気になりますし、今後ともよろしくお願いいたします。

おわりに

一二年間ほど、難病患者の娘をやっておりました。

ベッドの病人に寄り添って寝ずの番をしていると、夜を支配したような気持ちになっていました。ふと気がつくと猫たちが寄ってきて「今夜の当番なの？」などと言っていました。猫はなぜパソコンを跨ぐのでしょう？　わざと私とデスクトップの間、わずか三〇センチほどの隙間に忍び込んでくるのです。家人はとっくに寝入っている頃、病人と私は眠れないのです。しかも、眠剤が効かずに身体のあちこちを痛がるので、三〇分おきの体位変換。うんざりしてくるのです。ここにいるのは病人と私だけ。するると悪魔が囁いてきます。

「いっそ楽にしてあげたらいいんじゃない？」

でも、病人がよく眠っていて大人しい夜などには、思索する時間がたっぷりありました。病人は放置すれば人間性が剥離してしまい、ただ生きているだけの塊になってしまう。難病は障害者でもあるということですから、これからもますます生きていくということです。末期《まっき》のように見えたとしても死んでいく過程ではないのです。ただ身体機能は緩慢に落ちていくのを、なんとか引っぱりあげようとしている私がいました。つないだ手は絶対に離さないと思っていましたから、悪魔の誘惑に負けずに済みました。

一番ひどく疲れていた頃は、明けない夜などないことも思いだせなくなるほどでしたが、闇に目が慣れてしまって周囲の様子が見えてくると、この苦境は患者のせいばかりではないということに気付いて、簡単には怯えない人になっていました。

わかった。そうだ。難病患者には未来につながる話をしよう。たとえ難治を宣告されたとしても、未来は開かれていくものだから、絶望している人の前では希望が持てる話をしなければならない。そう思えるようになった時に、朝の光明が差してきました。

でもそう悟ってはみたものの、私は何も知らないに近かったのです。戦略家を集めなければいけないと思って、事あるごとに『現代思想』の栗原さんに誌上対談を申し込み、企画してもらってきました。私は人との出会いには恵まれていました。今読み返してみても、どの話も古びていないばかりか、難病ではなくとも限界／狭間を生きていくのに必要な回路を示しています。長岡さんの残した記録（第1章）などは、患者が機械（治療）を身体の一部として自宅で生活できる証拠で、患者側から胃ろうや呼吸器等の医療に関するアウトカム評価をした長い文章で、今でいうＰＲＯ（Patient Reported Outcome）。学術的価値があります。しかも、極めて厳しい環境に長期間おかれた人の記録としての普遍性もあるので応用に耐えるはずです。例えば宇宙飛行士の心得は似たようなものであろうと想像しますし、病人でなくとも非常時を生き延びるときには役立つはずです。

ただ、これらのそれぞれ独立したテーマを持つ対談を、（必要に応じて栗原さんと企てたものでしたから）一般の人にもわかりやすく流れるように読めるように並べる作業が重要でした。でも、この作業が日々の雑事に紛れて滞りがちで、編集の贄川雪さんはじめ執筆者の皆さんには、終盤の時間のない中でご無理を強いてしまいました。心からお詫びいたします。貧乏性の暇なしで年がら年中あちこち飛び回っていて、ゆっくり机に向かう時間が取れないのは弁明にもならないけれど、出稿までの一週間がブリュッセルでのＡＬＳ／ＭＮＤ国際同盟会議の日程と重なってしまい、ゲラを抱えての出張になってしまいました。

例年この時期は世界各地の支援者たちと連日ホテルにカンヅメになり、三食共にしての大議論になるのが常で、どこの国の医療が正しいとか、呼吸器をつけるなんて非人道的だとか、日本の考え方は遅れている、曖昧な国民性なので自己決定できないなどとも言われて、途方に暮れることもありました。でも考えてみたら、政治も規範も文化も違うのだから難病医療の考え方も異なるのは当然。いつでも専門医療を受診でき在宅での介護保障制度のある国と、すべてが自己責任自己負担の国とでは比較できるものもないのです。四〇か国以上が参加する国際同盟会議（アライアンス）では多文化主義を採用するはずですから、自己決定に絶対的価値を置く「患者の権利」を世界標準にするというボードメンバーの提案には賛同できず、日本からやってきた専門医も混じえて徹底議論したこともありました。

国が違えば医療も法制度も患者会の運動方針もかなり違いますが、治癒を目指して一丸となれるときは大変に嬉しく、誰もが少しでも多くの財を難病の治療研究に投入してほしいと願っています。そのことが顕著になった二〇一四年夏のアイス・バケツ・チャレンジについてはご批判も苦情もありました。丁寧に対応しましたが、正直なところ世界中から次々に氷水をかぶる映像が送られてきて、ただ単純に楽しく喜ばしかったのです。この病気の患者家族遺族には世界がALS患者を大切に包むようにして、一つになっていくようにも見えていました。

難病や障害の何たるかも知らずに大人になってしまっていた私を鍛え直してくれたのは、当事者の日向の明るさと寛容さ、それにこの分野の多種多様な人びとの実践でした。

末筆になりましたが、各章でお話をうかがった長岡紘司さん、明美さん、橋本みさおさん、岡本晃明さん、大野更紗さん、川村佐和子先生、中島孝先生、佐渡島庸平さんはもちろんのこと、青土社の贄川さん、栗原編集長、それに佐渡島さんや『宇宙兄弟』原作者の小山宙哉さんに引き合わせてくださった編集の金子昂さんはじめSYNODOSの皆様。改めて皆様とのつながりのありがたさを噛み締めています。

そして、いつも陰ながら私を支えてくれているケアサポートモモの塩田祥子所長をはじめとする事業所スタッフの皆さんのご協力がなければ、ここに書かれたことの大切ないくつかはまったく始まりませんでした。ケアの最前線で働く人々こそが、今日の患者の生存権も社会参加も守ってきたし、これからはますますです。私が言うまでもないことですが。

長岡夫人こと明美さんへの追加インタビューでは経管栄養の内容が長期生存の秘訣とわかりましたが、紙幅の都合によりご紹介できなかったのは心残りです。でもそのうちに、きっとどこかで。

こうして、本書の執筆と編集を通して、たくさんの瑞々しい感性に囲まれている幸せを知りました。

これからも変わらずご指導ください。そして、生きられる限り幸せに生きてください。

生きよ。生きよ。

川口有美子

平成26年12月3日5時47分　ブリュッセルのホテルの部屋にて

初出（本書収録にあたり、大幅に加筆修正を施した）

1 「生きよ。生きよ。在宅人工呼吸療法の黎明期を生きた男の遺言」『現代思想』二〇一二年六月号、青土社
2 録り下ろし
3 録り下ろし
4 「生きのびるための、女子会」『現代思想』二〇一二年六月号、青土社
5 「ＱＯＬと緩和ケアの奪還　医療カタストロフィ下の知的戦略」『現代思想』二〇〇八年二月号、青土社
6 「難病ケアの系譜　スモンから在宅人工呼吸療法まで」『現代思想』二〇〇八年三月号、青土社
7 録り下ろし

川口有美子（かわぐち・ゆみこ）
NPO法人ALS/MNDサポートセンターさくら会副理事長、有限会社ケアサポートモモ代表取締役、日本ALS協会理事。2013年立命館大学大学院先端総合学術研究科博士課程修了。著書に『在宅人工呼吸器ポケットマニュアル――暮らしと支援の実際』（小長谷百絵と共著、医歯薬出版、2009）など。2010年に『逝かない身体――ALS的日常を生きる』（医学書院、2009）で第41回大宅壮一ノンフィクション賞受賞。重度コミュニケーション障害をもつ人のQOLと意思伝達方法の研究に従事しつつ、全国規模でＡＬＳヘルパー養成研修事業及び介護派遣事業所の開設を支援している。

末期《まつご》を超えて　ALSとすべての難病にかかわる人たちへ

2014年12月22日　第1刷印刷
2015年 1 月 5 日　第1刷発行

著者　川口有美子

発行者　清水一人
発行所　青土社
東京都千代田区神田神保町1-29　市瀬ビル　〒101-0051
電話　03-3291-9831（編集）　03-3294-7829（営業）
振替　00190-7-192955

印刷所　双文社印刷（本文）
方英社（カバー・表紙・扉）
製本所　小泉製本

装幀　ミルキィ・イソベ［ステュディオ・パラボリカ］

ISBN978-4-7917-6838-7